CONSIDÉRATIONS GÉNÉRALES

sur

LES MALADIES DE L'UTÉRUS.

Imp. de Mme de Lacombe, 12, rue d'Enghien.

CONSIDÉRATIONS GÉNÉRALES

SUR

LES MALADIES DE L'UTÉRUS,

OU

CONSEILS AUX DAMES

SUR CE QU'IL CONVIENT DE FAIRE, POUR PRÉVENIR, SOULAGER ET GUÉRIR LES AFFECTIONS DES PARTIES GÉNITALES INTERNES ET EXTERNES, ETC.,

Par L. PIÉPLU,

Médecin de la Faculté de Paris, ancien Pharmacien, Membre de plusieurs Sociétés savantes.

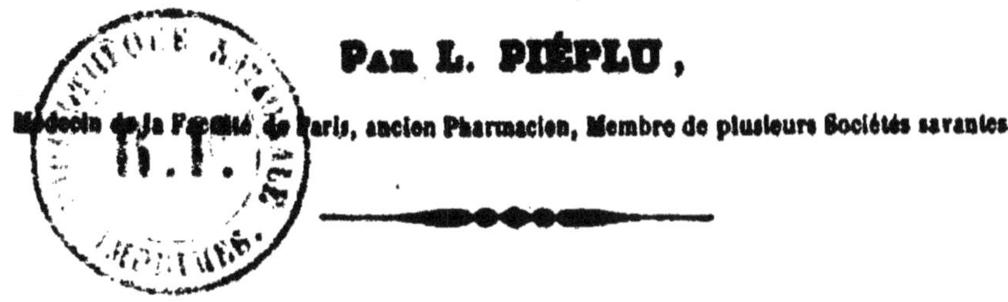

Nous recommandons ce travail, très court, mais intéressant, de M. Piéplu, concernant ces affections, où l'on voit qu'il s'est occupé avec zèle de la série des études des maladies de matrice, et il en donne aujourd'hui la description. L'auteur a poussé très loin le travail d'analyse des différentes affections dont l'organe utérin est le siége. L'on ne peut s'empêcher de le suivre dans ses conclusions théoriques et pratiques qu'il fonde sur des observations vérifiées et dans une méthode rigoureuse de traitement. Toutes les maladies qui affectent les femmes y sont traitées, depuis les plus simples jusqu'aux plus compliquées. Toutes y sont caractérisées par les altérations pathologiques qui les accompagnent. Ce qui est le plus rassurant pour les malades, c'est qu'il laisse entrevoir que presque toutes les affections se terminent par le retour à la santé, dans un espace de temps plus ou moins long.

L'Opuscule se trouve chez M. LEDOYEN, galerie d'Orléans, n° 31, Palais-National.

Les Consultations de l'auteur sont d'une à trois heures, rue Albouy, 7.

Imprimerie de Madame DE LACOMBE, rue d'Enghien, 12.

1848

CONSIDÉRATIONS GÉNÉRALES

SUR LES

MALADIES DE L'UTÉRUS,

OU

CONSEILS AUX DAMES

SUR CE QU'IL CONVIENT DE FAIRE, POUR PRÉVENIR, SOULAGER
ET GUÉRIR LES AFFECTIONS DES PARTIES GÉNITALES
INTERNES ET EXTERNES;

Avec un grand nombre d'observations de guérison des Maladies les plus
graves qui affectent le plus grand nombre des femmes;

Avec les signes, notions et caractères bien constatés
et profondément médités;

Par L. PIÉPLU,

Médecin de la Faculté de Paris, ancien Pharmacien,
Membre de plusieurs Sociétés savantes.

De vita et experientia dico.

PARIS.

CHEZ L'AUTEUR,

Visible pour les Consultations de 1 à 3 heures),
RUE ALBOUY, N° 7.

1848.

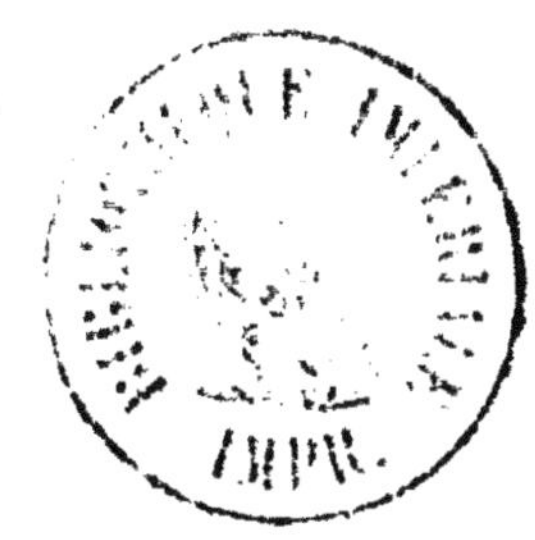

PRÉFACE.

Depuis un demi-siècle surtout, l'humanité a fait de rapides progrès dans toutes les voies de la civilisation. Se pouvait-il qu'au milieu de cet élan universel vers le bien, la médecine seule demeurât en arrière? Non, sans doute. Or, grâce aux hommes de génie qui ont illustré cet art bienfaisant, et l'illustrent encore de nos jours, elle semble multiplier ses recherches et ses soins, pour obvier autant que possible aux ravages qu'entraîne avec elle la corruption, cette conséquence funeste et malheureusement inévitable d'une civilisation avancée.

Souvent, durant le cours de ma carrière médicale déjà longue, mon imagination m'a retracé le tableau affligeant des maux qui dévastent aujourd'hui la société, et j'ai déploré le sort de tant de milliers d'infortunés, victimes de l'abus de la vie, fléau mille fois plus terrible que les pestes et les famines, puisque, non content d'emporter, comme elles, les générations présentes, il va frapper jusqu'à nos derniers descendants. Si de telles pensées serrent le cœur du philanthrope, combien ne doivent-elles pas serrer celui du médecin qui, aimant ses semblables, se voit seul avec son art, souvent inutile, contre tant de maux qui les désolent? Ce qu'il éprouve alors tient du désespoir; car, oubliant un instant sa mission sublime, il ne se souvient plus que de son impuissance. Cependant, aidé de sa longue expérience, de l'étude et des pénibles recherches qu'il a faites, pour approcher au moins du but généreux qu'il s'est proposé, il essaiera d'établir ses moyens d'attaque et de défense, heureux de se joindre à ceux de ses confrères, qui luttent contre le mal envahisseur, de partager leurs travaux, sinon leur gloire, et contribuer avec eux au salut de l'humanité.

Tel est, en peu de mots, le but de cet ouvrage, fait simplement, écrit sans art; il pourra ne plaire que médiocrement à mes lecteurs, et surtout à ceux auxquels je le consacre spécialement; mais, quand on considérera l'importance des matières que j'y traite, on me pardonnera sans doute d'avoir sacrifié l'agréable à l'utile.

Au reste, pour tâcher de le rendre plus clair et plus intelligible, sinon plus attrayant, je me suis abstenu, autant que possible, des formules arides et routinières, qu'affecte trop souvent la science.

Bien que, dès mon début dans la carrière médicale, je me sois uniquement livré à l'étude et à la thérapeutique des maladies utérines, que j'y aie employé tout ce que j'ai de force d'esprit et de savoir, et que j'aie eu le bonheur d'y réussir quelquefois, je n'ai pas eu la prétention de faire une histoire complète et détaillée de la pathologie des organes de la génération. J'ai voulu surtout faire connaître les succès que j'ai obtenus dans le traitement des affections les plus intéressantes et les plus fréquentes de l'utérus et de ses annexes, et à l'aide des lumières que m'ont données l'étude et l'expérience, établir contre ces maladies une base curative constante et capable de résister au choc pathologique. Enfin, j'ai voulu donner l'éveil aux femmes qui seraient atteintes d'une affection ayant son siége vers les parties sexuelles, et les engager à ne pas sacrifier leur santé et leur vie, à une négligence, ou, si l'on veut, à une certaine timidité naturelle qui, en les éloignant du devoir conjugal, devient pour elles une source de peines cuisantes.

On voit par là combien il était important, je pourrais dire nécessaire, de publier, même à la hâte, cet ouvrage, puisqu'il devait servir de guide aux malades d'abord, et ensuite aux médecins, surtout à ceux qui ne se sont pas trouvés en position de voir et d'étudier ces cruelles maladies, comme moi, qui en ai fait ma spécialité. Ils pourront, à cet égard, approfondir et vérifier mes observations; cela sera d'autant moins difficile, que les affections dont je parle, forment, dans la pathologie générale, une sphère à part, par son mode d'investigation et sa thérapeutique.

Jeunes femmes pour qui j'ai écrit cet ouvrage, puissiez-vous me comprendre! Puissiez-vous suivre mes conseils! Peut-être contribueront-ils à vous rendre la santé et le bonheur avec elle. S'ils ont en effet ce résultat que j'espère, ce sera la plus douce récompense des travaux que je me suis imposés pour vous.

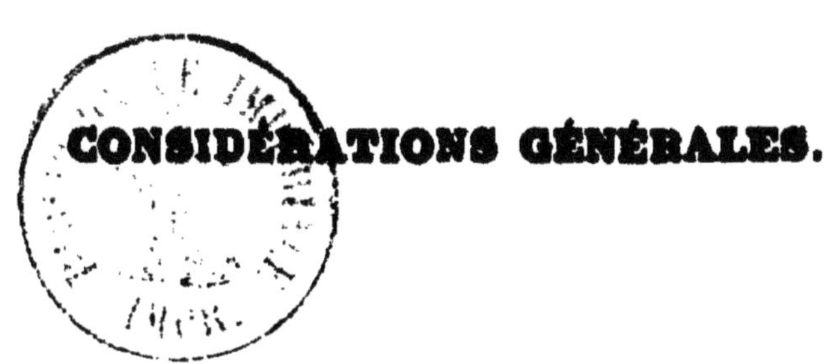

CONSIDÉRATIONS GÉNÉRALES.

De toutes les maladies qui affectent les femmes, il n'en est pas qui soient plus dignes d'être étudiées que celles de l'utérus ou matrice et de ses attributs; car il n'en est pas de plus fréquentes, de plus longues, de plus inquiétantes.

Ce n'est que fort rarement que l'utérus est affecté de maladies, soit aiguës, soit chroniques, dès les premières années de la vie : ce n'est qu'à l'époque de la puberté que l'activité vitale se développe dans cet organe. La vie entière de la femme semble alors s'animer d'un nouveau feu; les organes de la génération subissent les effets de ce mouvement général; la matrice sort de cet état d'inertie dans lequel elle était comme ensevelie; elle devient le centre et le point de départ d'irradiations sympathiques, sensibles à toute l'économie animale. De là, chez la femme devenue pubère, de nouveaux phénomènes physiologiques et pathologiques, particuliers à son sexe. C'est alors aussi qu'au milieu des travaux et des peines qui lui sont imposés par la nature, naissent les diverses maladies qui feront le sujet de cet ouvrage.

On entend par maladies chroniques de la matrice celles qui succèdent aux affections aiguës, et qui, parcourant lentement leurs périodes, détruisent insensiblement les organes de la femme, et font incessamment des progrès, lorsqu'elle ignore le mal dont elle est atteinte, ou qu'elle néglige les soins qu'il demande, pour y obvier lorsqu'elle le connaît. Ces maladies sont de longue durée, si on ne leur oppose pas des moyens efficaces. Elles sont presque toujours accompagnées de fièvres lentes, qui font maigrir, exténuent, et accablent leurs victimes de souffrances aiguës, jusqu'au terme de leur existence.

« La nature des maladies de matrice, leur gravité et leur fréquence trouvent leurs raisons dans la texture nerveuse et éminemment vasculaire de cet organe, dans son mode de suspension dans la cavité du bassin, dans ses sympathies nombreuses et vives, dans ses rapports avec les corps étrangers, dans ses excitations multiples, dans les congestions mensuelles dont il est le siége et dans les fonctions laborieuses dont il est chargé.

» D'après ce que je viens de dire, on s'expliquera aisément pourquoi, avant l'âge de la puberté et après celui du retour, ces maladies sont infiniment plus rares ; à ces deux extrêmes, la vie étant en quelque sorte passive pour la matrice, la plupart de leurs causes n'existent pas avant la première période et n'existent plus après la dernière. »

L'incurabilité de ces maladies dépend presque toujours du moment où le médecin est appelé, car il n'en est peut-être aucune qui n'offrît quelques chances de guérison, si l'on en commençait toujours assez tôt le traitement. Malheureusement, bien des raisons s'opposent à ce que cela puisse avoir lieu. La fatalité attachée particulièrement aux affections utérines, c'est que, chez la plupart des femmes qui en sont atteintes, il existe une certaine pudeur, fort imprudente au reste , qui les empêche d'aller consulter à temps leur médecin.

C'est ainsi qu'une affection très légère, qu'on aurait pu facilement guérir, devient souvent une maladie dangereuse, et quelquefois incurable, par les formes diverses qu'elle a eu le temps de revêtir, pendant qu'on l'a négligée. Qui ne sait que, presque toujours, les affections de matrice ont déjà fait d'affreux ravages, avant que les malades se soient aperçues qu'elles en sont frappées, et que la plupart d'entre elles arrivent au dernier terme de leur existence, sans se douter du mal qui les consume ? Combien aussi ne voyons-nous pas de femmes affectées de fleurs blanches, et qui s'accoutument à vivre avec cette infirmité, n'ayant recours aux conseils éclairés d'un médecin, que lorsque les progrès de leur mal les ont conduites à un état morbide vraiment déplorable et souvent au-dessus des ressources de l'art! Quant à ces dernières, elles sont impardonnables ; la malheureuse honte qui les retient ne saurait être une excuse de leur long suicide. Pour les malades qui méconnaissent leur mal, elles ne sont qu'à plaindre ; leur ignorance provient, en premier lieu, de ce que la douleur n'est presque jamais proportionnée à la gravité des maladies, et que les plus graves de ce genre ne causent souvent, surtout dans le principe, que des douleurs fort légères, ou, quelquefois même, n'en font éprouver aucune. En second lieu, les fonctions les plus essentielles à la vie s'exécutent encore fréquemment avec une régularité presque suffisante, lorsque l'organe qui est le siége du mal est profondément altéré. Ce qui entretient une opinion nuisible à l'art de guérir, c'est que les observations sur les organes génitaux, qui seules pourraient donner de la valeur et de la confiance à une bonne méthode de traitement, sont de nature à ne pouvoir presque jamais être rendues publiques, à cause de la discrétion que les femmes exigent.

Le seul moyen d'obvier à ce dernier inconvénient, qui n'est pas le moindre de tous, était donc de rédiger des observations qui non seulement pussent être avouées, mais même vérifiées au besoin, et de les livrer ensuite à la publicité, dans l'intérêt même de la société ; c'est ce que j'ai cru devoir faire.

Je n'ai cependant point énuméré tous les symptômes d'affections de l'utérus ; car, si je les peignais sous toutes leurs faces, je m'étendrais beaucoup au-delà du cadre que je me suis tracé ; aussi ai-je borné mes observations aux circonstances les plus importantes, en omettant les plus légères et celles qui ne réclament que peu de soins.

Les succès que j'ai obtenus par l'ensemble des moyens thérapeutiques que je mets en usage, et dont l'emploi varie suivant le degré de la maladie, et suivant le tempérament de la femme, peuvent venir à l'appui de tout ce que j'avance. Il y aurait cependant erreur à croire que ma théorie soit bornée à l'usage de quelques remèdes, que l'on peut prescrire indistinctement dans toute espèce de maladies de l'utérus ; il faut, pour obtenir des effets indispensables pour guérir, savoir préciser l'indication de tel ou tel médicament que je conseille. Plusieurs médecins et chirurgiens, déjà initiés à ma pratique, m'ont confié des malades gravement affectées, dont les souffrances ne pouvaient être calmées et faisaient craindre pour leur vie ; plusieurs même, déjà regardées et abandonnées comme incurables, ont réclamé mon secours ; les unes et les autres ont été également guéries de leurs affections.

Pour bien connaître et apprécier le traitement qui convient, il faut toujours remonter aux causes premières des maladies, avoir égard aux constitutions, aux tempéraments, chercher à découvrir les affections internes ; sans ces données, il deviendrait impossible au médecin, de pénétrer la nature de la maladie. N'oublions jamais ces indications capitales : émanées de la raison et de l'observation, elles offrent seules les moyens de combattre, avec chance de succès, la maladie, bien que la douleur puisse nous échapper, n'étant elle-même que le symptôme et l'indice du mal existant. C'est en cela que consiste la bonne manière de pratiquer la médecine, et de déterminer quelle est la meilleure méthode pour procéder aux moyens curatifs.

Ma méthode est rigoureuse, quoique facile à reproduire ; mais c'est au médecin, au médecin seul, qu'il appartient d'indiquer les circonstances dans lesquelles elle doit convenir, d'après la manière d'agir, dans les affections soit aiguës, soit chroniques, bornées au col, ou affectant presque tout l'organe utérin. C'est encore au médecin seul qu'il appartient de modifier l'application de ma méthode.

Ces principes posés comme introduction nécessaire, je commence la rude tâche que je me suis imposée.

Du Toucher Vaginal.

Le toucher est un des premiers moyens d'exploration employés pour connaître l'état des organes génitaux de la femme.

Les affections de l'utérus donnent lieu à une réunion de signes précurseurs communs, sur lesquels on ne saurait établir avec assez de précision, les moyens de reconnaître une maladie et d'employer conséquemment un traitement approprié. Il est donc indispensable de recourir à un examen local, lequel peut se faire à l'aide de la vue ou du toucher, et souvent à l'aide de l'une et de l'autre. Le génie des praticiens, et l'exigence des affections en déterminent la nécessité. Ce système d'exploration, dans les affections pathologiques qui font le sujet de ce travail, est, sans aucun doute, le plus favorable au praticien.

C'est au toucher qu'on doit avoir recours en premier lieu. Cet acte est de nécessité absolue dans presque tous les cas où l'on soupçonne une affection, soit du vagin, soit de quelques parties de l'utérus ; il doit être pratiqué aussi décemment que possible, et de la manière la moins pénible et la moins fâcheuse pour la femme.

Il arrive assez ordinairement qu'il suffit seul pour la découverte de la maladie, et pour le choix des moyens curatifs à employer.

C'est encore le toucher qui nous indique la nécessité de l'examen visuel; c'est lui qui nous fait
apprécier la situation, la direction des organes
sexuels, le plus ou le moins de développement de
sensibilité et de consistance du col et du corps de
la matrice; il nous indique la présence, la forme,
le siége des productions étrangères, et des modi-
fications pathologiques appréciables.

Il est néanmoins des circonstances où il doit
être différé. C'est au chirurgien qu'est laissé le
soin de connaître les cas de la contre-indication.

Du Spéculum,

OU INSTRUMENT PROPRE A DILATER LE VAGIN.

Le toucher donnerait souvent des notions bien
insuffisantes, si la vue ne venait à son aide, pour
rectifier les erreurs qu'il peut avoir commises, ou
compléter la connaissance de la maladie.

Quoiqu'ils inspirent une espèce d'aversion à certaines dames, il est nécessaire que le vagin ainsi
que l'utérus soient soumis aux regards, au moyen
d'un instrument appelé spéculum, qui écarte les
parois vaginales, pour permettre à l'œil de voir
jusqu'à la matrice.

Cette introduction doit se faire avec beaucoup de
ménagement. J'ai l'habitude de me servir d'un

spéculum à quatre branches ou valves évidées, appelé spéculum brisé, à l'encontre de plusieurs praticiens, qui préfèrent le spéculum d'une seule pièce, espèce de cylindre creux légèrement conique. Ce dernier est évidemment moins susceptible de pincer les parois vaginales ; mais son introduction est bien gênante, et rend l'exploration imparfaite.

La grande habitude que j'ai acquise dans l'application de l'instrument que j'indique, me l'a rendue très facile ; elle épargne des douleurs à la femme.

L'instrument une fois placé, on doit absterger les humeurs qui ordinairement enduisent le pourtour du col utérin, en se servant de petites éponges fines, préalablement mouillées, ou de bourdonnets, soit de coton, soit de charpie fine, introduits au moyen d'une branche de fil de fer, ou d'une pince longue. Le sang ou mucus qui recouvre les surfaces ulcérées, les masque quelquefois tellement, qu'on ne peut même alors les reconnaître facilement. Je me sers, dans ce cas, d'injections d'eau légèrement saturée, selon la formule indiquée plus loin (60 gr. dans 600 gr. d'eau). L'effusion du sang s'arrête, les surfaces blanchissent et se nettoient, et l'odeur qui souvent s'exhale des parties malades, disparaît aussitôt, ou du moins n'a plus rien de désagréable. Il est encore plusieurs autres moyens secondaires de diagnostic, auxquels j'ai parfois recours, mais je crois inutile de les mentionner ici.

ANATOMIE ET PHYSIOLOGIE.

Je passerai le plus rapidement possible sur la partie anatomique et physiologique de l'organe utérin, d'abord, parce que plusieurs auteurs en ont suffisamment parlé, et ensuite parce que c'est une matière peu attrayante pour les personnes auxquelles je destine cet ouvrage.

L'utérus ou matrice, centre de tous les principes reproducteurs, destiné par sa nature à loger le fœtus depuis le moment de la conception jusqu'à celui de la naissance, est un organe creux, symétrique, ayant la figure d'un conoïde tronqué, placé au milieu du bassin entre la vessie et le rectum, au-dessus du vagin et au-dessous des circonvolutions de l'intestin grêle, aplati d'avant en arrière ; son épaisseur est à peu près de deux centimètres, augmentant de quatre environ dans sa partie supérieure ; il se rétrécit brusquement au dessous du milieu de sa longueur, et se termine par une portion étroite et allongée que l'on appelle *col*, pour la distinguer du reste de l'organe que l'on nomme corps.

Des ligaments larges, ronds et postérieurs, faciles à distinguer entre eux, formés du reste par une duplicature du péritoine, retiennent la matrice dans la situation qu'elle doit occuper dans le bassin.

L'utérus est appelé à plusieurs fonctions, savoir : la menstruation, la conception, la gestation et l'accouchement. C'est le seul organe qui ait à remplir autant et de si laborieuses fonctions: aussi l'exposent-elles à mille diverses maladies, à mille accidents particuliers, qu'il est important de connaître pour les prévenir, ou pour leur opposer les remèdes convenables, lorsqu'ils ont eu lieu.

Causes des affections de l'Utérus.

Je me suis engagé dans de nombreux détails sur les causes auxquelles on doit, selon l'opinion commune, attribuer les affections de l'utérus ; on me le pardonnera sans doute, en raison de l'extrême importance qu'il y a de bien connaître les causes et l'origine de ces maladies, afin d'éclaircir le plus possible leur diagnostic et leur pronostic, et de les faire enfin servir de base aux indications thérapeutiques convenables.

Et d'abord, parmi les nombreuses causes qui déterminent les maladies de l'utérus, il faut avant tout considérer : le réfroidissement des extrémités pendant ou après un exercice violent, l'application des réfrigérants sur les cuisses pour arrêter une hémorrhagie inquiétante, les siestes ou séjournements sur l'herbe ou sur des bancs de pierre ; les lotions d'eau froide à la vulve pendant ou immédiatement après l'évacuation menstruelle, les emménagogues pris dans une coupable intention, enfin une occupation assidue et continuelle à des travaux sédentaires, et la privation de l'hymen.

Dans les grandes villes et dans les classes élevées de la société surtout, où l'abondance de la nourriture, l'oisiveté et le luxe environnent les jeunes personnes d'images de plaisir et de volupté, une continence forcée finit souvent par déterminer un état de turgescence et d'exaltation du système utérin. Et lorsque l'âge critique arrive, après une jeunesse orageuse, passée au milieu de ces combats contre la nature, l'utérus n'ayant point rempli les fonctions auxquelles il était destiné, les désirs toujours attisés et les passions conservant aussi leur feu et leur impétuosité, entretiennent l'organe dans un état continuel d'irritation plus ou moins vive, d'où résulte trop souvent une inflammation chronique qui, à son tour, peut déterminer diverses autres altérations pathologiques de l'utérus. En vain, ajouterai-je, une mère attentive surveille avec sollicitude une fille qu'elle aime et chez laquelle son œil observateur a découvert la première étincelle des passions et du feu de la jeunesse ; la jeune personne, dont l'ima-

gination est exaltée par la vue des peintures lascives, la lecture des romans, la fréquentation des
soirées, des bals et des spectacles, se livre à des
manœuvres clandestines, dont sa jeune pensée ne
soupçonne pas, ne peut même soupçonner les
amères conséquences. Aussi tous les médecins qui
ont écrit sur l'onanisme, le regardent-ils comme
une des causes les plus fréquentes d'irritation
utérine, des pertes, des flueurs blanches, etc.

Chez les jeunes femmes du peuple, les affections
de l'organe utérin émanent le plus souvent de
causes entièrement opposées. Ainsi un réduit hu-
mide et obscur, de violents exercices, les variations atmosphériques, l'usage unique et continuel
d'aliments grossiers, les boissons alcooliques,
enfin, la malpropreté, la colère et le libertinage,
telle est l'origine la plus commune et tels sont les
motifs les plus fréquents de l'inflammation de l'organe utérin ou engorgement chronique.

Chez les femmes qui ont souffert l'approche de
l'homme, nous voyons ces mêmes causes exercer
les mêmes influences. De plus, il y a ici une action
directe ; ainsi, l'abus du coït et la disproportion
dans les organes génitaux des deux sexes, sont les
causes qui font que, chez les femmes mariées, ces
maladies ont leur siége au col utérin particulièrement.

Rien n'est plus commun que l'irritation de l'u-
térus chez les jeunes femmes récemment mariées,

et c'est probablement à cette cause qu'il faut attribuer les fausses couches chez les femmes ardentes et passionnées. C'est, du reste, chez les femmes de l'âge de vingt à trente ans que j'ai remarqué le plus d'affections de ce genre, pour la plupart causées par l'abus du coït, lequel occasionne directement des contusions au col utérin. Cet abus est encore la source d'autres affections aiguës ou chroniques de la matrice. Ainsi, un virus syphilitique, quoique portant ordinairement ses effets sur les parties les plus externes de la génération, agit souvent sur le col utérin et y développe des altérations de formes variées, telles qu'engorgements, végétations, etc. Ce sont les suites des couches et *spécialement des fausses couches*, qui, par la suite, deviennent elles-mêmes l'origine et la cause du plus grand nombre des maladies de l'utérus.

Beaucoup de jeunes femmes font avec raison remonter, à cette époque de leur existence, le commencement de leurs souffrances. Dans ces circonstances, les désordres peuvent s'observer surtout au col utérin. Il n'est pas difficile de remarquer aussi que la métrite ou inflammation chronique de la matrice est une conséquence de l'accouchement, et *plus encore de l'avortement*.

En effet, de toutes les femmes affectées de cancers utérins, la plupart ont avorté une ou même plusieurs fois.

A toutes ces causes des maladies utérines, j'ajouterai la suppression des hémorrhagies nasales habituelles, la répercussion de certaines maladies cutanées, la suppression des lochies, du lait, etc.

Mais ce qui est encore plus pénible et plus cruel, c'est de voir des générations entières devenir victimes des fautes de leurs pères ; car ces maladies, non prévenues et non étouffées dans leur germe sitôt qu'elles se sont déclarées, deviennent héréditaires et affligent nos enfants des mêmes fléaux, des mêmes douleurs. Que de méditations sérieuses cette pensée ne doit-elle pas inspirer à ces malades, dont la pudicité empêche de prévenir un médecin, de recourir à son art, à ses soins !

Enfin, pour terminer ces détails, fastidieux sans doute, mais si utiles, si importants pour le bien de la société, je mettrai au nombre des causes des maladies de l'utérus, les affections morales, non moins fréquentes peut-être que celles que j'ai énumérées plus haut. Dans nos villes surtout, où l'existence de la femme n'est pour ainsi dire qu'une suite continue d'émotions diverses, il n'est pas rare de voir cet être si tendre, doué d'une sensibilité si vive, si susceptible d'être exaltée, entretenir une souffrance qui est loin d'être considérée comme dangereuse, fatale même, à sa frêle existence. La perte subite d'une personne chérie, une passion vivement blessée ou contrariée, une perte de fortune, une révolution dans sa destinée, tout cela jette son âme dans une mélancolie, dans une souffrance intime qui exerce bientôt sur son physique de funestes influences. En effet, la femme, en proie à ces émotions qui la minent sourdement, voit bientôt sa constitution subir des changements, des vicissitudes qu'elle était loin de prévoir. La nature pour elle n'a plus de lois; l'évacuation menstruelle à laquelle elle est soumise, n'a plus lieu, ou la marche n'en est plus régulière; des pertes utérines se succèdent, tantôt suivies, tantôt interrompues; les premiers effets des affections utérines se font sentir : sa tristesse et sa mélancolie augmentent; tout l'inquiète; elle est toujours en proie à de sinistres pressentiments; elle s'éloigne du monde ou se précipite dans ses tourbillons pour s'étourdir et oublier son mal, lequel fait pourtant de rapides progrès dont elle ne tardera pas à s'apercevoir, malgré sa crainte de les connaître. En peu de temps, mais insensiblement, le mal s'aggrave et arrive à un tel point, que les ressources de l'art et toute l'habileté d'un médecin sage et éclairé deviennent souvent inutiles, et surtout si l'affection cancéreuse du col utérin s'est déterminée. Alors sous la nuisible influence de cette affection, le teint naguère si pur de la femme disparaît bientôt; sa fraîcheur et sa beauté se flétrissent comme cette plante, jeune encore, que ronge le ver attaché à ses racines! On ne saurait me blâmer, si, désireux de remédier à ce mal, je passe mes nuits à un travail fastidieux, si je presse les personnes qui ont le malheur d'en être attaquées, de laisser là toute crainte puérile, toute honte mal placée, et de recourir à qui possède l'art et les moyens de les sauver, de les rendre à la santé et à la vie!

Résumons en un mot les premiers degrés que parcourent ces maladies, avant d'arriver à leur dernière période; j'aurais dû dire les premiers degrés sensibles, car, ainsi qu'on vient de le voir, il en est plusieurs qui passent inaperçus aux yeux même des personnes qui en souffrent. Dans les premiers degrés sensibles il y a quelques dérangements dans les époques de la menstruation, augmentation passagère dans la quantité de sang excrété, l'écoulement leucorrhéique blanc ou jaunâtre, soit permanent, soit restreint, aux approches et aux suites immédiates de l'époque menstruelle, et devenant momentanément coloré en rouge, après l'exécution des actes conjugaux. Les malades éprouvent une pesanteur dans les cuisses, une sensation désagréable, des élancements enfin, état de choses renouvelé par les secousses morales ou physiques qui peuvent leur advenir.

Dans des degrés plus avancés, outre cette humeur sombre et cette triste mélancolie dont j'ai déjà parlé, les malades sont soumises à des accès d'hystérie, à des douleurs lancinantes, qui, peu à peu, augmentent d'intensité.

Tous ces accidents cèdent pourtant, en général,

au traitement rationnel que nous employons tous les jours dans les maladies de l'organe utérin ; mais ce sont toujours les complications des maladies, qui doivent diriger le praticien dans l'emploi des médications.

Des Flueurs blanches,

OU DE LA LEUCORRHÉE.

Cette affection existe chez la plupart des femmes qui habitent les grandes villes. Beaucoup d'entre elles prennent souvent pour de simples écoulements, ce qui n'est que la suite d'une ulcération de la matrice, du canal vulvo-utérin, de l'urètre, etc.

Comme c'est la matrice qui est le siége des maladies les plus graves, n'importe dans quel genre d'écoulement, il est toujours prudent de recourir à son médecin ; car il n'est pas de maladies qui détruisent ou du moins altèrent plus la santé des femmes que la leucorrhée ou flueur blanche. Cette affection se manifeste par un écoulement plus ou moins abondant, variable en couleur et en consistance ; il est quelquefois blanchâtre, verdâtre ou jaunâtre ; cela dépend du caractère de la maladie et de sa complication.

Les femmes qui se plaignent de cette indisposition

éprouvent des tiraillements d'estomac; leurs digestions sont troublées; il en résulte un affaiblissement général; le courage se perd, la pâleur et la bouffissure du visage arrivent, les yeux sont cernés, il y a même une certaine langueur dans le regard; le corps maigrit promptement, les jambes s'infiltrent, la tête est pesante, on a des éblouissements, des syncopes; on est essoufflé au moindre exercice; le pouls s'affaiblit; on est très sensible au froid; on a de l'éloignement pour toute espèce de plaisir, enfin on se dégoûte de l'existence. C'est dans ce cas que la maladie exige un traitement spécial, bien dirigé et longtemps suivi.

CAUSES DES FLUEURS BLANCHES.

Les causes de cette maladie sont si multipliées, et les effets qu'elle entraîne si remarquables et si variés, qu'elle mérite certainement plus d'attention que ne semblent disposés à lui en accorder certains médecins, lesquels ne voient dans cette affection qu'une irritation locale d'un caractère spécial, et dont le traitement n'exige, selon eux, que des lotions de propreté. C'est une très grande erreur que de croire qu'il faille laisser subsister la leucorrhée aussi longtemps qu'il plaira à la nature de la produire chez les femmes, sous le spécieux prétexte qu'il ne faut point troubler les fonctions naturelles. La durée de cette évacuation a de grands inconvénients, et je me suis efforcé, par l'observation, de donner des preuves certaines de ce que j'avance.

Les alternatives du chaud et du froid, la légèreté et la gêne des vêtements, l'abus des plaisirs de tous genres, les affections tristes de l'âme, les affections vénériennes dégénérées, les suites laborieuses de l'accouchement *et principalement* des *fausses couches*, la disposition aux affections scrofuleuses, la sécheresse habituelle de la peau, sont les principales causes des flueurs blanches. L'écoulement anormal qui constitue cette maladie, s'établit très souvent d'une manière insensible, et comme à l'insu des femmes qui y sont prédisposées. Elles n'y font d'abord aucune attention, ou bien, par un sentiment de pudeur, elles n'osent révéler à personne l'existence de ce qui n'est, à leurs yeux, qu'une incommodité passagère, dont elles attendent la guérison de la nature seule.

Cependant, la leucorrhée continue sous l'influence des causes qui l'ont déterminée, et, chez les femmes d'une constitution délicate, elle ne tarde pas à être accompagnée d'un dérangement général, qui se manifeste d'abord par une certaine décomposition des traits ; le visage n'a plus son teint habituel, et les yeux perdent leur vivacité; les paupières, s'entourant d'un cercle plombé, se gonflent, l'appétit languit et devient irrégulier, l'estomac éprouve des tiraillements incommodes, les digestions sont pénibles, les forces et l'embonpoint diminuent. Chez les jeunes personnes qui sont atteintes de flueurs blanches, et qui sont mal réglées, le caractère devient triste et acariâtre; elles éprouvent des lassitudes qui leur font désirer le repos, elles fuient la société, et tombent dans un état de dépérissement et de langueur, qui amène des difformités, et trouble quelquefois les fonctions intellectuelles et morales. Celles qui sont engagées dans les liens du mariage, n'y trouvent plus le même charme, et cela devient une source de désunion dans beaucoup de ménages. Il leur survient quelquefois des éruptions au visage, telles que dartres farineuses, érysipèles, phlegmons, furoncles, et mille autres maux semblables.

Chez quelques femmes lymphatiques, le flux menstruel est remplacé par des flueurs blanches; ce qui les prédispose, comme nous l'avons dit, aux affections ulcéreuses de la matrice.

Ajoutons que : « si les femmes incommodées de » flueurs blanches, ne demeurent pas toujours sté- » riles, elles restent du moins sujettes aux *avorte-* » *ments*, et, quand elles peuvent arriver au terme » de la grossesse, elles sont exposées à n'avoir » *que des enfants chétifs, délicats, et peu viables.* »

Enfin la ménopause, qui est l'époque de la cessation des règles ou de l'âge critique, est fréquemment précédée ou suivie d'écoulements plus ou moins abondants, qui exigent des soins d'autant plus assidus et bien dirigés, que, lorsqu'ils ne sont pas l'effet d'une affection ulcéreuse de la matrice, ils peuvent y donner lieu.

Tel est le tableau abrégé des symptômes avant-coureurs de la leucorrhée et de ses tristes conséquences, chez les personnes qui négligent les moyens de les faire disparaître à leur première apparition. Cette affection est d'autant plus facile à guérir qu'elle est plus récente, et c'est 'ce qui doit encourager les femmes à recourir au médecin, dès qu'elles s'en voient atteintes.

On doit distinguer les flueurs blanches, en raison de leurs causes et selon qu'elles sont idiopathiques ou sympathiques.

Les flueurs blanches, qui sont le résultat d'une constitution propre à certaines femmes, et particulièrement à celles qui ont une santé délicate ou un tempérament lymphatique, habituellement faible, doivent présenter comme principale indication la nécessité de fortifier le tempérament. Celles qui sont l'effet d'une cause accidentelle ou d'une disposition maladive, ne peuvent être guéries que par la suppression de la cause qui les a produites. Les causes sont spécialement la contagion vénérienne, la diathèse dartreuse, scrofuleuse, la répercussion d'une maladie exanthématique, les peines de l'âme, la suppression de la transpiration, les accouchements laborieux ou pratiqués par des mains inhabiles, le coït trop fréquent, la masturbation, l'introduction de corps étrangers, etc.

Une femme reconnaîtra qu'elle est atteinte de leucorrhée aiguë, c'est-à-dire accompagnée de phénomènes inflammatoires, lorsqu'après avoir éprouvé, pendant quelques jours, des douleurs sourdes dans le bas-ventre ou dans la région des reins, des lassitudes, des envies d'uriner plus fréquentes que de coutume, des démangeaisons incommodes aux parties génitales avec un sentiment de chaleur inaccoutumé, elle s'apercevra d'un suintement dont la matière sera d'abord claire et peu abondante ; elle sera confirmée dans son opinion, si le suintement léger qu'elle a déjà remarqué, augmente par degrés en présentant une teinte jaune ou verdâtre, faisant empreinte sur le linge. Presque généralement alors les femmes éprouvent un mouvement de fièvre accompagné de soif, et un dérangement plus ou moins notable de l'appétit. A ces phénomènes généraux viennent se joindre une sensibilité douloureuse aux parties de la génération, qui très souvent présentent à l'extérieur un certain degré de tuméfaction. Cet état persiste pendant quelques jours ; mais, vers le huitième ou le dixième, la chaleur et la sensibilité diminuent ; l'écoulement, alors plus abondant, présente une couleur jaunâtre ; sa consistance augmente ; enfin, après avoir acquis une nuance plus blanche, il diminue graduellement, pour cesser temporairement d'abord, puis complètement au bout de vingt-cinq à trente jours ou de six semaines. Telle est à peu près, dans tous les cas, la marche de la leucorrhée aiguë.

La leucorrhée chronique est souvent la suite de la leucorrhée aiguë, dont le traitement a été négligé ou incomplet. Toutefois, il n'en est pas toujours ainsi; car, dans un assez grand nombre de cas, elle s'établit sans symptômes inflammatoires sensibles et au milieu de signes annonçant un état de faiblesse générale.

Les parties génitales entières, loin d'offrir alors de la rougeur et de la sensibilité, sont flétries et décolorées, sans que pour cela l'écoulement soit moins abondant.

La leucorrhée chronique n'a pas, comme la leucorrhée aiguë, une période d'accroissement ni de déclin; elle est irrégulière dans sa marche, et sa durée n'a point de limites. Il est cependant à remarquer que l'écoulement est plus abondant en hiver qu'en été, et qu'il suit, en général, les variations de la transpiration cutanée.

Chez certaines femmes atteintes de flueurs blanches, la matière de l'écoulement varie beaucoup, sans qu'on en puisse rien induire de positif sur la nature de l'affection, à moins qu'il ne s'agisse d'un écoulement dû à un ulcère de l'utérus; dans ce cas, il est sanguinolent, et il exhale une odeur particulière, qui empêche le médecin de se méprendre sur son origine.

J'ai vu un grand nombre de femmes chez lesquelles cette perte, très abondante, était semblable au blanc d'œuf; j'en ai vu d'autres, chez qui cette matière avait la consistance du pus et la blancheur du lait. Les malades, dans ce cas, se trouvent peu incommodées en général, malgré l'abondance de l'écoulement.

Ainsi que je l'ai déjà dit, les moyens de traiter cette maladie doivent varier selon sa nature et son ancienneté.

Lorsqu'un écoulement, accompagné de symptômes inflammatoires, se manifeste, il convient d'employer en premier lieu une médication antiphlogistique, et de prescrire le repos; lorsqu'il est. chronique et qu'il est compliqué d'une affection virulente, il y a d'autres médications à employer, telles que les injections émollientes et mucilagineuses, les saignées générales et locales. Les bains entiers émollients sont conseillés avec succès (*les bains de siége sont contraires*). Les injections détersives et légèrement toniques sont indiquées, lorsque les accidents inflammatoires ont cessé. Dès que j'aperçois que la maladie a un caractère essentiellement chronique, j'insiste davantage sur les moyens révulsifs dirigés sur le tube digestif et sur le système cutané. Les bains ferrugineux, les boissons sudorifiques et toniques, les doux laxatifs agissent très bien dans cet état, ainsi que les injections faites alternativement avec la décoction de kina, de péricarpe, de tampaijang, et la solution anti-leucorrhéique ordinaire n° 1. Lorsqu'il existe un écoulement abondant, et que le tempérament de la femme est délicat et affaibli, l'élixir, administré à propos, convient parfaitement pour relever les forces générales.

J'ai obtenu de nombreux succès par l'emploi de la solution d'acide chrômique, portée sur le siége de l'écoulement à l'aide d'un pinceau d'amiante. Chez quelques malades affectées d'urétro-vaginite, l'urétrite a cédé en même temps que l'écoulement vaginal, dans des cas qui, jusque-là, s'étaient montrés rebelles aux autres traitements employés.

Les secours hygiéniques ne sauraient être négligés; l'exercice, les distractions morales, une nourriture saine et suffisante, sans être trop échauffante, l'habitation d'un local sain, bien aéré, exposé au soleil, les bains aromatiques, les vêtements chauds, de la flanelle sur la peau ; ces divers moyens rendent efficace le traitement prescrit contre cette affreuse maladie.

Ulcération du Col utérin.

Rien n'est plus commun que l'ulcération du col utérin. Cette aeffction a été longtemps soustraite à nos moyens d'investigation, à cause de sa situation profonde dans le conduit vulvo-utérin. Aussi cette maladie a-t-elle dû rester longtemps imparfaitement connue. « Hippocrate, pour qui la nature n'eut aucun secret, et qui sembla lire de si loin dans l'avenir de la médecine, en avait déjà quelque connaissance. » Depuis cette époque, si éloignée de nous, une multitude de médecins ont essayé, mais presque vainement, de jeter quelque lumière sur l'obscurité de cette affection. Ce n'était qu'à notre époque qu'il était réservé de tracer la peinture exacte et fidèle d'une maladie qui, bien que légère en apparence, entraîne cependant toujours de fatales suites, si un traitement spécial et bien dirigé ne vient à temps en arrêter la marche. Grâce donc à l'heureuse découverte des spéculums, il n'y a plus rien de voilé à nos regards, plus rien de dérobé à nos soins vigilants !

Cette maladie semble être le point de départ d'une infinité d'autres, dont, pour cette raison, nous croyons devoir donner une classification.

CLASSIFICATION DES ULCÉRATIONS DU COL UTÉRIN.

Dans notre siècle nous reconnaissons les espèces suivantes : 1° les ulcérations, les érosions simples de nature inflammatoire ; 2° les ulcérations herpétiques ; 3° les ulcérations syphilitiques ; 4° les ulcérations scrofuleuses ; 5° les ulcérations fongueuses; 6° les ulcérations cancéreuses, ou cancers arrivés à la période d'ulcération; 7° les végétations; 8° les granulations; 9° les fissures des commissures des lèvres du col utérin.

CAUSES DES ULCÉRATIONS DU COL UTÉRIN.

Les ulcérations de l'utérus sont dans des proportions considérables, eu égard aux autres maladies, parce qu'il existe un grand nombre de causes capables de leur donner naissance. On cessera de s'en étonner, surtout quand nous aurons fait voir que cet organe a des sympathies très étendues, que les divers états physiologiques qui, dans notre société, se présentent souvent comme phénomènes pathologiques, suffiraient presque seuls pour expliquer la fréquence des ulcérations de l'utérus, depuis le moment où la puberté le met en jeu, jusqu'à celui où il cesse ses fonctions, si un grand nombre d'autres causes ne venaient encore agir sur lui.

Ces causes doivent être rangées en causes occasionnelles et en causes prédisposantes, et elles seraient les mêmes qui produisent la métrite chronique. L'âge concourt aussi à la production des ulcérations, et d'après le grand nombre de malades que j'ai eu l'occasion d'observer, c'est dans la période de vingt-cinq à trente-cinq ans que naissent le plus de ces sortes d'affections.

Nous rangeons dans les causes occasionnelles : d'abord, les rapprochements sexuels qui font naître et entretiennent fréquemment l'ulcération, la présence de pessaires bien ou mal confectionnés et leur application intempestive, le séjour trop prolongé de tampons de charpie ou autres corps destinés à introduire des préparations pharmaceutiques; puis les accouchements fréquents et laborieux, *les avortements*, la masturbation, la disproportion des organes sexuels, les applications de sangsues sur le col utérin.

SYMPTÔMES DES ULCÉRATIONS.

Les symptômes des ulcérations sont très variés. Tantôt ils sont bornés à de simples érosions ou excoriations se terminant à l'épithélium; tantôt ce sont des excavations larges, profondes, et comme taillées à pic, dont le fond est quelquefois d'un rouge enflammé ou grisâtre, gercé et circonscrit d'une surface rouge en forme d'auréole. Les unes occupent le col et les lèvres du museau de tanche; d'autres pénètrent entre ces lèvres, remontent quelquefois dans la cavité du col et jusque dans celle de l'utérus où l'œil ne peut pénétrer. Dans ces circonstances, les périodes menstruelles sont troublées, le sang vient plus ou moins abondamment, suivi souvent ou précédé d'un écoulement d'une couleur b'anchâtre. Des douleurs, vagues d'abord, se font sentir dans la région de la matrice, à l'hypogastre; le moindre mouvement les augmente bientôt; les douleurs lombaires correspondent quelquefois aux cuisses, aux aines, au périnée, à l'anus. Dans cet état, les rapprochements sont douloureux et donnent lieu à une excrétion sanguinolente; des symptômes inflammatoires arrivent, une fièvre en est la suite, la peau devient sèche, l'appétit se perd, les digestions sont laborieuses, le teint devient livide, une maigreur générale ne tarde pas à envahir le corps. Tels sont les signes avant-coureurs, non équivoques, des ulcérations de l'utérus.

Ulcérations simples.

Le premier degré de cette affection est une rougeur disséminée d'intervalles en intervalles sur le col, et qui, par la suite, forme de petites vésicules de différentes grosseurs, rompant en peu de temps l'épithélium qui les compose; des ulcérations superficielles succèdent immédiatement à ces déchirures qui, continuellement en contact avec l'écoulement, s'agrandissent de jour en jour. De ces ulcérations, les unes occupent la surface du col, d'autres se portent, et c'est le plus communément, sur les lèvres du museau de tanché, et dans leur écartement atteignent une profondeur effrayante : c'est alors que les douleurs de la malade sont inexprimables.

J'ai remarqué que ces douleurs étaient d'autant plus vives, qu'elles se rapprochaient de l'ouverture du col : dans ce cas, comme je l'ai d'ailleurs toujours observé, l'écoulement est plus abondant.

Les surfaces ulcérées saignent assez facilement, surtout quand on enlève avec un pinceau de charpie ou de coton la matière dont elles sont toujours enduites. Leur fond est rouge, grisâtre, quelquefois d'un blanchâtre marbré : néanmoins les extrémités ne sont jamais très saillantes, à moins que le gonflement ne soit extraordinaire.

Ulcérations dartreuses.

Est-il possible d'admettre des ulcérations dartreuses du col utérin ?

Au lieu de discuter cette question, je me contenterai de rapporter le fait suivant à l'appui de mon opinion, corroborée du témoignage de M. Jebert de Lamballes, pour qui j'ai une grande estime, lequel a observé des cas qui ne laissent pas de doute sur cette affection.

Une dame était depuis longtemps en proie à une affection herpétique, qui avait envahi la presque totalité de la peau, lorsqu'elle vint me consulter pour un prurit incommode qu'elle ressentait à la vulve, et qui s'étendait jusqu'au fond du vagin. Un traitement général fut d'abord heureusement dirigé pour combattre l'affection cutanée, qui s'achemina en peu de temps vers la guérison. Les démangeaisons devinrent moins fortes ; mais, la malade étant toujours inquiète, j'examinai l'utérus à l'aide du spéculum, et j'aperçus cet organe largement ulcéré. Quelques irrigations faites avec l'hypochlorite de chaux liquide, fortement étendu d'eau , avec addition de cinquante centigrammes d'acide chromique, guérirent promptement la malade.

Ulcérations syphilitiques.

En ce qui concerne cette forme d'ulcération, on ne peut pas prendre le change, car elle a un caractère si tranché, qu'il me semble inutile d'en parler longuement.

Les ulcères de nature syphilitique ont leur siége principal à la lèvre postérieure du col ; ils ne saignent presque jamais ; leur fond est grisâtre, et leurs bords, taillés verticalement, ne permettent pas de les confondre avec aucune autre espèce d'ulcérations. L'existence d'altérations du même genre sur différents points du corps, et les circonstances commémoratives, ne laissent plus de doute sur la nature de ces affections, dont on distingue deux espèces : celles qui succèdent à une inflammation blennorrhagique et qui pourraient être rangées parmi les ulcérations inflammatoires, et celles qui sont véritablement dues au virus syphilitique. Ces dernières se subdivisent en ulcérations syphilitiques primitives ou cancéreuses, ulcérations syphilitiques constitutionnelles, qui se rapportent, soit à la blennorrhagie constitutionnelle, soit aux papules muqueuses.

Ulcérations scrofuleuses.

Je n'ai également que fort peu de mots à dire sur les ulcérations scrofuleuses ; celles-ci succèdent à une inflammation scrofuleuse, et ce sont les seules que j'aie observées. Assez souvent elles se rattachent à l'existence de tubercules situés sur la membrane muqueuse du col utérin. Le fond de ces sortes d'ulcérations produites par la scrofule, est blanchâtre ou grisâtre, et le bord en est déchiré, si je puis m'exprimer ainsi.

Ulcérations fongueuses.

Il n'arrive pas souvent que ces ulcérations soient primitives ; elles sont causées par une transfor-

mation des autres espèces d'ulcérations, dégénérées sous l'influence d'un état général ou local, et
se confondent sous une même apparence, pour
constituer une lésion spéciale. Elles se couvrent,
dans certains cas, de végétations fongueuses, qui
saignent au moindre attouchement, et qui donnent
lieu à un écoulement plus ou moins abondant;
c'est alors, surtout, que les femmes tombent dans
l'épuisement.

Ulcérations cancéreuses de la matrice.

C'est dans cette période de la vie, où les congestions sanguines et les changements de constitution
de la matrice sont fréquents, qu'on observe plus
ordinairement le cancer utérin. L'âge critique est
surtout exposé à cette maladie, et c'est le col utérin qui en est affecté de préférence. En effet, le
col étant plus exposé aux agents extérieurs, son
organisation étant plus vasculaire et plus nerveuse,
l'inflammation s'en empare avec plus de facilité;
joignons à cela le contact continuel des écoulements.

De la Métrite chronique,

ET DE L'ENGORGEMENT UTÉRIN SANS INDURATION.

Cette disposition pathologique de l'utérus peut

occuper l'organe entier ; mais, le plus ordinairement, c'est son col qui en est seul affecté. La congestion sanguine, dont la matrice est le siége,
donne souvent lieu à une hémorrhagie abondante
et de longue durée.

C'est par l'examen fait à l'aide du toucher et du
spéculum, qu'on reconnaît les diverses altérations
de cet organe.

Le traitement de ces affections consiste dans l'emploi des boissons antiphlogistiques émollientes,
tempérantes, des *bains entiers*, tièdes, des lavements laxatifs adoucissants à la même température, le repos absolu, et l'abstinence complète des
rapprochements conjugaux. Le régime sera sé-
vère ; il devra consister en végétaux, viandes blanches, poisson d'eau douce, laitage, fruits cuits, etc.
Lorsque la malade ne ressent plus que des pesanteurs dans la région du bassin, il devient nécessaire pour elle de prendre des exercices gradués
toutefois selon sa constitution, afin de hâter la ré-
solution. C'est à cette époque que je commence à
ordonner l'usage de résolutifs, tels que frictions
sur la région lombaire et sacrée, en ayant soin que
l'abdomen soit maintenu au moyen d'une ceinture
hypogastrique élastique, afin de soustraire l'utérus au poids continuel de la masse intestinale qui
se fait sentir sur lui, dans la position verticale. Je
prescris, pour boisson, la décoction de fruits de
tampaijang, ou je fais seulement prendre, d'heure

en heure, cinq à six décigrammes de la poudre du péricarpe du même fruit, délayée dans un demi-verre d'eau sucrée, chaque fois. Enfin, lorsqu'à l'aide du spéculum, j'aperçois encore quelques ulcérations ou excoriations au pourtour du col, je les fais disparaître en peu de jours, en les touchant avec l'acide chromique dulcifié, et en faisant, immédiatement après, des injections avec de l'eau anti-leucorrhéique, dont j'ai remis la formule à l'Académie de Médecine.

Métrite avec engorgement squirreux.

La métrite, parvenue à ce degré, constitue une des maladies les plus graves, et malheureusement nous ne manquons pas d'exemples de cette maladie. C'est aux engorgements inflammatoires que succèdent les affections squirreuses de la matrice, si l'on n'a pas enrayé, par l'emploi raisonné d'une médication active, la marche de l'inflammation antérieure. Il faut, de la part du médecin et de la malade, une persistance opiniâtre et tenace dans l'emploi d'un traitement et d'un régime appropriés, que j'exposerai dans le cours de cet ouvrage.

Granulations.

On a souvent pris pour des ulcérations les granulations du col de la matrice ; il est cependant difficile de s'y méprendre au moyen d'un spéculum ; car, au lieu d'une perte de substance que l'on rencontre dans l'ulcération, on trouve, au contraire, dans les granulations, une sorte d'exubérance causée par un grand nombre de petites végétations faisant saillie sur le col. L'épithélium est détruit sur la sommité de ces végétations ; elles saignent au moindre attouchement. Leur surface jaunâtre et sanguinolente, enduite de matières glaireuses, n'a qu'à sentir l'effleurement léger d'un pinceau, pour laisser spontanément ruisseler une petite quantité de sang artériel. Il n'est pas d'affections plus communes que les granulations ; mais aussi rien de plus facile à guérir, surtout quand elles reposent sur une base saine. Dans cet état de maladie, les femmes se plaignent de flueurs blanches ou d'un écoulement incommode par la vulve ; ce qui leur occasionne un prurit désagréable aux parties génitales externes. Cette départition de fluide est causée le plus ordinairement par des granulations. Chez beaucoup de femmes, l'écoulement est considérable et leur fait éprouver des tiraillements d'estomac, des envies de vomir, des pesanteurs sur la région sacrée, au périnée, des courbatures aux membres abdominaux, tous symptômes nécessairement causés par un flux abondant.

Moyens thérapeutiques.

Je conseille les irrigations six ou huit fois le jour, avec la formule n° 1, une cuillerée à bouche dans un verre d'eau pour chacune des injections. Lorsque l'écoulement est fétide, la formule n° 2 est préférable; elle fait très-promptement disparaître les granulations et l'écoulement. Pour que les injections agissent efficacement, il faut que les malades soient couchées horizontalement, et que le bassin soit un peu élevé. Cette position est préférable à toute autre, comme j'ai déjà pu le faire remarquer; beaucoup de femmes, néanmoins, la trouvent incommode, en ce qu'elles sont obligées, à chaque injection, de recourir à des mains étrangères, surtout si elles font usage d'une seringue à pompe. Pour les femmes qui voudraient s'administrer leur injection sans le secours de garde-malades, j'ai fait adapter au syphon d'une seringue ordinaire à injection, une plaque de forme ovalaire, concave, qui ferme hermétiquement la vulve; par ce moyen, le liquide peut être gardé assez longtemps en contact avec l'affection, soit du vagin, soit du col utérin.

Plusieurs chirurgiens recommandables ont conseillé de cautériser les granulations avec différents caustiques, tels que l'azotate d'argent, l'azotate acide hydrargirique, etc. Dans presque tous les cas de granulations, les cautérisations sont inutiles et éloignent la guérison. Les irrigations avec l'eau anti-leucorrhéique, telles que nous les employons constamment, ont presque toujours réussi; si, dans un petit nombre de cas, le succès en a été douteux, c'est qu'elles ont été mal dirigées, ou qu'une cause inconnue s'est opposée à la guérison. Dans ce cas seulement, nous conseillons de toucher les granulations avec l'acide chrômique délayé en consistance sirupeuse, avec quelques gouttes d'hypoclorite de chaux. Ce mode de traitement n'a aucun des inconvénients de l'azotate de mercure, qui provoque assez ordinairement chez certaines femmes faibles, délicates et impressionnables, des coliques, une excitation des glandes salivaires, et le ptyalisme.

Pour toucher les parties malades, nous nous servons d'un pinceau d'amiante ployé de manière à former une espèce d'olive qu'on imbibe légèrement d'acide chrômique étendu; quelques minutes après son application, on essuye légèrement la partie touchée avec un bourdonnet de coton; quatre ou cinq applications sont suffisantes; ce serait même empêcher les ulcérations de se cicatriser que d'en continuer l'usage plus longtemps.

Traitement interne.

On conçoit qu'il varie à l'infini, suivant la nature de la maladie et le tempérament des personnes affectées. Pour les femmes affaiblies, nerveuses, les préparations ferrugineuses, unies au baume de tolu et ses principes immédiats, réussissent parfaitement; les bains additionnés de sulfate acide de fer réussissent de même.

Nul doute que, pour établir un traitement raisonné, il ne faille avoir égard au genre particulier des symptômes qui signalent la première invasion de la maladie de l'utérus; si, par exemple, la peau est sèche, aride, brûlante, si l'on reconnaît dans le pouls une plénitude remarquable, si les urines sont rutilantes, si la susceptibilité nerveuse est exaltée, si l'on observe un état d'excitation générale, on doit avoir recours aux moyens thérapeutiques mis habituellement en usage pour éteindre cet état d'orgasme.

Des Polypes de la Matrice

ET DU CONDUIT VAGINAL.

Dans l'état actuel de la science nous désignons, par ce nom, des excroissances ou tumeurs charnues qui saillissent dans les cavités muqueuses, formées aux dépens du tissu cellulaire, ou des muqueuses elles-mêmes. Nulle part, à l'exception des fosses nasales, on ne rencontre aussi fréquemment des polypes que dans la matrice et le vagin. Il en est de plusieurs espèces ; mais les plus communs sont incomparablement les fibreux ; les polypes muqueux s'y rencontrent très-rarement.

Tous les points de l'utérus, le corps comme le col, sont également sujets à ces éruptions bulbeuses. C'est à l'époque où les femmes cessent d'être soumises à l'évacuation menstruelle, que l'on a le plus souvent lieu d'observer les polypes utérins. Plusieurs médecins soutiennent que le célibat et la stérilité sont les conditions les plus favorables au développement de ces végétations superflues ; mais lorsque ces opinions sont soumises à des examens sévères, ces examens détruisent enfin le doute auquel elles ont naturellement donné lieu.

Les polypes utérins varient beaucoup, suivant l'époque de leur développement. Au début, la menstruation est souvent dérangée ; il y a ce qu'on appelle vulgairement des flueurs blanches. Plus tard, cet écoulement augmente en contractant de la fétidité ; des pertes ou un suintement sanguinolent se manifestent : les malades maigrissent, la peau prend une teinte jaunâtre qui s'étend sur tout le corps ; les yeux sont cernés, les paupières gonflées. C'est alors que les malades commencent à prêter une sérieuse attention à leur état, qu'elles n'avaient alors envisagé que comme une indisposition passagère et de peu d'importance.

Dès la première période du développement d'un polype, il n'est pas toujours très facile d'en reconnaître l'existence même. Il n'y a nul doute qu'un médecin instruit ne reconnaisse, à l'ensemble des traits que j'ai rapidement esquissés, une affection utérine. Mais quelle est la nature de cette affection? C'est en cela que consiste la difficulté. Sans doute, si le polype s'est développé dans le col, il dilate promptement cette partie, il peut se faire même que l'on arrive jusqu'à la tumeur, qu'on l'aperçoive encore à l'aide du spéculum; mais tout cela n'est pas possible, si le polype a pris naissance dans le corps de la matrice et se trouve renfermé dans sa cavité. Alors seulement le col est déjà un peu dilaté, mais pas assez encore pour que la tumeur ne puisse échapper, soit à l'œil, soit au toucher. Cependant l'instant arrive où, franchissant le col utérin, le polype paraît à la partie supérieure du vagin; il consiste en une tumeur lisse, arrondie, souvent blanchâtre, qui quelquefois gêne l'excrétion de l'urine et des matières fécales, cause sur l'utérus des tiraillements pénibles plus ou moins forts, qui retentissent jusque dans les régions des reins : des contractions utérines ont souvent lieu. C'est, du reste, à cette époque

que les écoulements deviennent plus abondants et plus fétides, et que l'altération générale s'imprime et se prononce de plus en plus dans les traits de la malade. Lorsque les polypes sont arrivés dans le vagin, ils se prolongent dans le canal qui, comme on le sait, est d'une grande élasticité.

A ce moment, nouveaux tiraillements plus forts que les premiers, douleurs dans la région lombaire, écoulements putrides, hémorrhagies abondantes et continues, épuisement graduel des forces de la malade, suivi bientôt d'un affaiblissement complet, si l'on ne vient promptement à son secours.

Le polype ne constitue pas une maladie grave, tant qu'il n'est pas atteint de dégénérescence cancéreuse. Les principaux désordres qu'il cause sont physiques et résultent de la pesanteur de la tumeur sur les parties environnantes. C'est dans ces circonstances surtout que l'art montre si évidemment son efficacité par ses différents moyens d'opérations, qu'il suffit de quelques jours pour rappeler à la santé des malades qui paraissaient toucher au terme de leur existence.

Pendant tout le temps que les polypes séjournent enfermés dans la cavité de l'utérus, il est impossible d'établir un diagnostic certain. Ce n'est, je le répète, que lorsque cette production a acquis un certain volume qu'on peut en constater l'existence. L'incertitude dans laquelle se trouve alors le praticien, le fait hésiter sur le choix d'un traitement : il ne peut donc que combattre les symptômes, en attendant que la nature du mal se déclare nettement à ses yeux.

Métrite chronique.

De toutes les maladies auxquelles les femmes sont exposées, il n'en est pas de plus commune et pourtant de plus méconnue que l'inflammation chronique de la matrice. Cette affection, en elle-même peu dangereuse, peut cependant avoir les suites les plus funestes, et cela parce que les personnes qui en sont atteintes, retenues par ce sentiment de pudeur naturelle, mais non raisonnée, que nous ne cesserons de leur reprocher, attendent, pour consulter leur médecin, que leurs souffrances, légères d'abord, soient devenues insupportables, et quelquefois même que les progrès du mal les aient amenées à un état désespérant.

Cette affection peut occuper la matrice tout entière ou se concentrer seulement au col de cet organe, de même qu'elle peut succéder à une métrite aiguë, ou se manifester primitivement à l'état chronique.

Lorsque l'inflammation chronique de la matrice succède à une métrite aiguë, elle a les mêmes causes que cette dernière ; quand, au contraire, elle est primitive, elle a des causes spéciales que l'on peut diviser en *prédisposantes* et *occasionnelles*.

Parmi les premières on doit ranger les affections morales tristes, le tempérament lympathique, une enfance scrofuleuse, un vice dartreux, syphilitique, l'hérédité cancéreuse, une mauvaise alimentation, des habitations basses, humides ou mal aérées, l'habitude de porter des ceintures trop serrées, et enfin la lecture trop fréquente de livres lascifs et propres à entretenir la turgescence de l'utérus.

La métrite chronique est plus fréquente de la vingtième à la quarantième année, et s'observe plus spécialement chez les femmes qui ont eu déjà plusieurs accouchements, des avortements, et même des fausses couches peu pénibles.

Les jeunes femmes sans enfants, les filles pubères dont la menstruation est douloureuse et irrégulière, et enfin les femmes qui approchent de l'âge critique, sont aussi fort exposées à cette maladie.

Lorsque la métrite chronique est primitive, elle peut, comme la métrite aiguë, être déterminée par des excès dans le coït, par la menstruation, par la présence d'un *pessaire* dans le vagin, par une métastase dartreuse ou rhumatismale, par le refroidissement des extrémités après un exercice violent, par l'application d'un corps froid sur les cuisses, dans le but de supprimer une hémorrhagie utérine, par des lotions froides pendant ou après l'écoulement des règles. Les siestes ou séjours sur des corps froids ou humides, l'usage immodéré des boissons glacées dans les bals ou les soirées, les emménagogues violents, la continence absolue, la disproportion relative ou réelle des organes sexuels, la présence de polypes et les moyens peu sûrs ou empiriques, pour en activer ou forcer l'extraction: telles sont encore les causes non équivoques de l'inflammation chronique de la matrice.

La première apparition d'une maladie de ce genre chez une femme amène des changements soudains dans sa constitution : la tristesse, la mélancolie, l'irascibilité qui, malgré elle, s'emparent de son âme, sont les premiers symptômes de la présence du mal chez elle.

Restent maintenant à décrire rapidement et succinctement les formes multiples et variées, sous lesquelles cette affection se présente.

MÉTRITE CHRONIQUE SANS ENGORGEMENT.

Les femmes qui en sont atteintes éprouvent, dans l'organe affecté, un sentiment de chaleur très vive et de cuisson, accompagné de pesanteurs dans les reins et dans les cuisses, et d'une ardeur brûlante dans la matrice. La sensibilité de cet organe est tellement augmentée, que leurs efforts pour aller à la garderobe leur font éprouver de vives douleurs. Cette sorte de métrite chronique sans altération assez appréciable de l'utérus, soit au toucher, soit avec le spéculum, se manifeste quelquefois soudainement sans cause évidente, et détermine des douleurs intermittentes. Voilà pourquoi la plupart des médecins, considérant cette affection comme purement nerveuse, se bornent à prescrire des moyens palliatifs ou abandonnent la malade à elle-même. Les progrès rapides du mal, l'accroissement, la multiplicité des souffrances pour la patiente, sont les résultats ordinaires de cette ignorante insouciance des praticiens. Dès qu'une pareille maladie se déclare, il est urgent de recourir d'abord aux antiphlogistiques et surtout aux saignées générales, aux *bains entiers*, aux lavements émollients, aux narcotiques, aux boissons tempérantes.

Quand les douleurs persistaient en se prononçant par accès, j'ai eu recours plusieurs fois et avec grand succès au sulfate de quinine , au sel de morphine, à la poudre de péricarpe de tampaijang, aux boissons et aux injections de décoction de racines d'aconit, à l'aconitine à doses minimes.

Maladies du Vagin.

Le vagin est un conduit membraneux qui se dilate pendant l'acte de la copulation, et qui, pendant l'accouchement, se dilate assez pour donner passage à l'enfant. Ce conduit, qu'on appelle vulvo-utérin, participe jusqu'à un certain point, de la structure de l'utérus ; il est exposé à quelques-unes des affections de cet organe. Des lésions vitales ou organiques peuvent s'y montrer sous toutes les formes qu'on connaît dans les membranes muqueuses, telles sont : les flueurs blanches, effet ordinaire d'une inflammation chronique, souvent accompagnée d'un relâchement des parties ; les inflammations simples ulcéreuses , souvent syphilitiques ; les excroissances de même nature, les polypes, les granulations cancéreuses et autres.

Ces affections sont généralement caractérisées par des démangeaisons vives, des douleurs inouïes, accompagnées d'insomnies, de trouble dans les fonctions naturelles ; le moral n'est pas moins affecté que le physique ; mais ces symptômes, quelle que soit leur gravité, disparaissent en peu de jours sous l'influence du traitement spécial que j'ai l'habitude de prescrire. J'aurai, plus loin, occasion d'en citer quelques exemples.

Du Prurigo de la Vulve.

Le prurigo le plus douloureux est celui qui attaque les parties génitales externes. Cette affection, que caractérisent de violentes démangeaisons et une cuisson extrême de la vulve, peut avoir son siége seulement sur les grandes lèvres, ou s'étendre jusque sur la muqueuse de l'orifice vaginal, et quelquefois même plus profondément. On l'a souvent confondue avec une véritable éruption herpétique, dont elle offre quelques caractères. Les démangeaisons dont j'ai parlé il y a quelques moments, sont parfois causées par la présence d'animaux parasites qui s'attachent principalement aux parties velues (*pediculi pubis*).

Les circonstances sous l'empire desquelles le prurigo vulvaire se présente le plus ordinairement, sont : l'époque de la ménopause, l'état de grossesse, les époques et les dérangements mensuels, principalement chez les femmes sujettes à des écoulements âcres, et qui négligent les soins hygiéniques.

Le principal caractère de cette maladie est un prurit qui augmente à mesure que la malade se gratte ; il est alors accompagné d'une foule de symptômes secondaires qui varient selon le degré de sensibilité. Je n'en connais pas de plus cruel, de plus horrible, de plus inexorable, que celui qui attaque le clitoris. Telles sont les démangeaisons et la cuisson qu'il occasionne, que plusieurs dames, qui en étaient atteintes, m'ont avoué qu'elles lui préféraient la mort. Une température élevée, la chaleur du lit, le repos après l'exercice, ajoutent encore à ces terribles souffrances; pour en calmer le plus promptement possible l'atrocité, je fais appliquer, sur la partie souffrante, une vessie mi-pleine d'eau saturée de la formule n° 1, éthérée, et j'ordonne des frictions sur la partie inférieure des membres abdominaux avec le liniment indiqué. Les lotions froides d'une solution de chromate acide potassique ou sodique, réussissent parfaitement. Les bains entiers additionnés de 500 grammes de la formule n° 3, obtiennent le même succès; on peut aussi amener parfois quelques dérivatifs sur le tube intestinal; et, si l'affection est causée par un écoulement que produirait une maladie de l'utérus (comme il m'est arrivé de le voir assez fréquemment), il faut en éviter le contact; ce qui est toujours facile quand on se sert du spéculum, en portant sur le siége du mal une poudre absorbante, agissant en même temps comme mode de traitement; la poudre de péricarpe de tampai-jang est celle que j'emploie journellement; un gramme de cette poudre, appliqué chaque fois, absorbe 14 grammes de liquide; ainsi, deux applications par jour suffisent.

Du Phlegmon

ET DES INFLAMMATIONS PROFONDES DES GRANDES LÈVRES.

Cette phlegmasie des grandes lèvres est loin d'être rare, car il est bien des causes de l'affluence du sang dans ces parties : les excès dans le coït, l'accouchement, et plus encore le contact du linge dont les femmes se garnissent pendant leurs menstrues. Les femmes nouvellement mariées sont beaucoup plus exposées à ce genre de maladie que celles d'un âge plus avancé. La plupart des phlegmons se terminent par la suppuration, bien qu'il y en ait qui finissent souvent par l'induration.

Il n'est pas inutile de rapporter ici que le flegmon des grandes lèvres est très souvent la source de kistes de ces parties.

J'ai vu deux sœurs, les dames Lécuyer, propriétaires à Stains, qui, depuis six à sept ans, étaient atteintes d'un kiste de la grosseur d'un œuf de poule, et qui avait commencé par un phlegmon.

Je pourrais ajouter plusieurs autres observations à ces deux dernières, car j'ai rencontré souvent dans ma pratique, ces sortes de tumeurs.

MOYENS THÉRAPEUTIQUES A EMPLOYER DANS LE DÉBUT.

Ils doivent toujours être pris dans la classe des

émollients. Les saignées locales, les boissons légèrement narcotiques, sont d'un effet salutaire dans
la thérapeutique de cette affection. Lorsque la
fluctuation devient sensible, il faut faire l'ouverture de l'abcès par une incision longitudinale pratiquée sur la surface interne de la grande lèvre.
On évitera la récidive, en se dispensant de garnitures pendant les époques mensuelles, et de linges
aussi nuisibles qu'incommodes, propres seulement,
comme je l'ai déjà dit maintes fois, à occasionner,
par leur contact, les phlegmons des parties génitales externes. L'ugiénozone, espèce de caleçon
simple, léger, souple et flexible, est venu remplacer avantageusement tous ces divers bandages que
je condamne. Munies de ce nouvel appareil, les
dames de la ville et de la campagne, pourront désormais se livrer à une foule de travaux et d'exercices dont elles croyaient, à juste titre, devoir
s'abstenir pendant la menstruation. Les travaux
champêtres, la danse, l'équitation, les voyages,
loin de leur être interdits, n'en auront que plus de
charmes pour elles.

Dysménorrhée.

La dysménorrhée, ou écoulement difficile des
menstrues, est accompagnée de douleurs dans
tout l'appareil génital ; une affection spasmodique
générale se fait sentir, principalement chez les

femmes d'un tempérament ardent et bilieux. Chez celles qui sont stériles, la menstruation est plus douloureuse. Si l'on ne combat assez tôt par un traitement convenable cette affection, il peut survenir, dans ce moment critique, un squirre, des ulcérations de la matrice. Traitement interne : boissons tempérantes légèrement morphinées, infusion de fruits du *Sapindus rubiginosus* (quatre à huit fruits pour chaque bouteille d'eau) ; traitement externe : frictions sur la région sacrée, avec l'huile de naphte ; ventouses à la partie interne des cuisses, sangsues à la vulve, bains entiers additionnés de 60 à 120 grammes d'extrait de solanum nigrum, les pédiluves additionnés d'acide chlorhydrique ; si des signes d'inflammation grave, des congestions dangereuses de pléthore considérable se manifestent, la saignée générale est indiquée, en faisant le choix de la saignée de la saphène.

De l'Aménorrhée.

On entend par ce mot la suppression des menstrues, mois, ordinaires, temps, etc., et, par ménorrhée, une secrétion, ou mieux une excrétion sanguine qui a lieu par les organes génitaux chez les femmes, tous les mois environ. Depuis l'âge de la puberté, qui arrive ordinairement de quatorze à seize ans, en France, jusqu'à l'âge où elles cessent d'être aptes à la conception (de quarante-cinq à cinquante ans), ce n'est que pendant le temps de la grossesse, et les premiers mois de l'allaitement, qu'elles sont exemptes de ce flux périodique; or, ce temps excepté, toutes les époques qui manquent, constituent l'aménorrhée.

Il y a trois sortes de causes qui, par leur concours, produisent l'aménorrhée : les causes prochaines, les prédisposantes, et les causes occasionnelles. Les causes prochaines supposent une première lésion ou un premier dérangement dans le système utérin; je ne m'étendrai pas sur cette cause, de peur de m'exposer à commettre des erreurs. J'insisterai sur les deux autres, à cause de leur extrême importance. Elles dépendent d'abord de la constitution générale de la femme, puis de la constitution de l'organe utérin, de l'éducation et du genre de vie. Les suppressions menstruelles sont favorisées par les tempéraments sanguins, lymphatiques et nerveux. Nous appelons tempérament sanguin, celui qui prédomine sur les autres systèmes de l'économie, et en particulier sur le lymphatique. Il est annoncé par des formes rudes et prononcées, par une physionomie hardie, par des yeux étincelants, par un visage sec, coloré, par des cheveux noirs ou châtains foncés, et souvent par la maigreur; les vaisseaux sanguins superficiels sont très apparents. Ce tempérament ressemble assez au tempérament bilieux des anciens ; c'est ordinairement celui qui occasioune la pléthore et ses accidents ; il a une influence incontestable sur la fonction menstruelle.

Le tempérament lymphatique, marqué d'une autre empreinte, s'annonce par la finesse de la peau, la pâleur du teint, la molesse des chairs, la forme arrondie des membres, la lenteur des mouvements, enfin par la froideur et une espèce d'apathie générale : c'est ce qu'anciennement on appelait tempérament pituiteux. Il est un grand nombre de femmes, surtout dans nos grandes villes, sur lesquelles ce système est prédominant à un degré remarquable.

Le tempérament nerveux se compose de deux dispositions principales : l'une qui regarde le système nerveux, et l'autre qui est relative au système musculaire. D'une part, la susceptibilité nerveuse est ébranlée par les plus légères sensations ; de l'autre, les impressions reçues par les sens, sont transmises, avec une activité presque électrique, à des organes excessivement mobiles, d'où résultent pour ainsi dire, à chaque instant, une foule de mouvements précipités, tumultueux, et souvent même opposés.

Le système utérin n'est pas pour peu de chose dans l'affection qui nous occupe ; il est quelquefois caractérisé par une sensibilité exaltée, et d'autres fois par un défaut de sensibilité ; de ces deux extrêmes naissent des passions différentes. L'excès de sensibilité du système utérin est annoncé par de vives impressions de l'âme ; il peut être indiqué dès l'enfance par une menstruation très précoce ou orageuse, par la recherche des sensations vives, par une disposition adventive à la passion de l'amour, par des désirs vagues, indéfinis, qu'exalte la chaleur des affections morales ; si la jeune fille se trouve placée dans des conditions qui excitent *son imagination, alors* il n'y a plus chez elle de limite à ses passions. Le défaut de sensibilité du système utérin s'annonce par une menstruation tardive, peu considérable, lente, qui ne laisse apercevoir aucune secousse ni phénomène nerveux ; les plaisirs amoureux sont nuls, il n'y a aucun désir, il y a indifférence totale pour toute espèce de volupté. Ce défaut de sensibilité, cette inertie locale, préparent à l'aménorrhée.

Cette affection est la source d'une foule innombrable de maladies ; l'expérience vient nous le prouver tous les jours ; les énumérer toutes serait fastidieux pour nos lecteurs, et comme il ne suffit pas de les indiquer d'une manière générale, qu'il faut en approfondir la nature, en étudier les circonstances, je ne mentionnerai que les plus communes, celles qui se présentent le plus ordinairement à notre investigation, et qui sont trop nombreuses.

Cette maladie n'est quelquefois que locale, c'est-à-dire qu'elle n'attaque que le système utérin ; mais le plus souvent elle attaque les autres systèmes de l'économie, en occasionnant premièrement une fièvre inflammatoire, une affection gastrique continue, puis fièvres intermittentes de tous les types, fièvre typhoïde, fièvre cérébrale, péripneumonie, hépatite, soit aiguë, soit chronique ; péritonite, engorgements de la rate, dyssenterie, diarrhée, érysipèle, phlegmons, rhumatismes généraux, affections herpétiques, éruptions cutanées. Elle peut donner lieu aussi à des hémorrhagies variées, telles qu'épistaxis ou hémorrhagie nasale, hémorrhagies par les oreilles, par la bouche, par les yeux, par le vomissement (hématémèse), par les voies pulmonaires (hémoptysie), par les hémorrhoïdes, par le canal intestinal, par le canal de l'urètre, par des plaies ou ulcères, par des éruptions des téguments, par les pores cutanés, par les alvéoles des dents, par le bout des seins, par le nombril, par des varices, par le dessous des ongles, etc.

Je dois citer aussi les affections névralgiques auxquelles l'aménorrhée peut donner lieu ; l'hystérie, l'hystéralgie, l'épilepsie, tremblements généraux ou partiels, céphalalgies, vertiges, paralysie, *aphonie, toux spasmodique, palpitations de cœur, cardialgie, vomissements, coliques nerveuses, surdité.*

Elle peut aussi occasionner des affections organiques : l'anévrisme du cœur et des artères, *la phthisie pulmonaire, le cancer, les hydropisies en général.*

Les femmes disposées à ces affections doivent prendre beaucoup de précautions, lorsqu'elles sont atteintes d'une suppression, car celle-ci en provoque promptement l'entier développement, principalement chez celles qui sont disposées à la pléthore.

Le traitement préservatif et curatif devra varier selon les tempéraments ; ainsi les tempéraments sanguin, lymphatique et nerveux, embrassent une indication différente dans le traitement comme dans le régime alimentaire.

De la Chlorose.

Cette maladie, consistant dans un changement de la couleur naturelle de la peau, qui devient verdâtre ou jaunâtre, est une de celles qui font la gloire des praticiens en décélant toute la puissance de la thérapeutique. En effet, quels que soient les désordres fonctionnels que la chlorose ait jetés dans l'économie, il est rare qu'elle ne cède pas rapidement, et comme par miracle, à l'influence d'une médication spécifique.

Ce qui la caractérise, c'est la bouffissure, un état d'asthénie, la langueur des organes digestifs et des dépravations de l'appétit connues sous le nom de *pica*. Elle est particulière aux femmes; ce-

pendant on la rencontre quelquefois dans l'autre
sexe ; M. Cabanis l'a observée chez plusieurs gar-
çons.

Point de maladie qui inspire au médecin plus
d'intérêt et de pitié, que cet état de pâleur, de
souffrance et de langueur d'une jeune fille chloro-
tique, image d'une plante privée des rayons bien-
faisants du soleil, qui s'étiole et se fâne avant le
temps.

Plusieurs auteurs s'accordent à considérer la
chlorose comme due à la suppression des règles.
Il est très vrai que cette circonstance est une de
celles où l'on rencontre le plus souvent la décoloration de la peau ; mais d'autres ont prouvé qu'elle
n'est, dans quelques cas, qu'une complication ac-
compagnant les dérangements de la menstruation,
que cette affection et le défaut de règles sont plus
souvent dus aux effets successifs produits par une
même disposition du système, savoir : un état d'a-
tonie des organes digestifs. D'autres encore, et de
nos jours, s'accordent à la regarder comme essentiellement causée par une diminution considérable
des éléments qui composent le sang, et par une
augmentation disproportionnée de la partie séreuse
de ce fluide ; d'où résultent la pâleur verdâtre de
la peau et la décoloration des membranes muqueuses. En conséquence, notre opinion, à nous, sur la
nature de la chlorose, est que cette maladie est le
fruit d'un état d'asthénie du système sanguin, con-

sistaut spécialement dans l'affaiblissement des qualités stimulantes du sang.

C'est à l'époque de la puberté, et lorsque la menstruation s'établit difficilement, que l'on voit se manifester la chlorose chez les jeunes filles dont la constitution est faible et le tempérament lymphatique. Les femmes mariées et les veuves n'en sont pas exemptes, surtout lorsqu'elles sont sous les influences suivantes : leur habitation dans des lieux bas, froids et humides, des aliments peu nutritifs ou de difficile digestion, l'abus de boissons aqueuses froides ou chaudes, l'usage prolongé de vins de mauvaise qualité, les veilles excessives, le sommeil trop prolongé et l'oisiveté. Il faut ordinairement encore d'autres causes, exerçant une action directe sur les organes de la génération, pour que la chlorose puisse se développer; celles-ci par exemple : un amour contrarié ou malheureux, la privation des plaisirs vénériens chez une jeune fille très ardente, ou chez une femme qui a déjà été mariée, la suppression prolongée du flux menstruel et, dans quelques cas, l'écoulement immodéré des règles. Les affections morales tristes ne sont pas sans influence sur la production de cette maladie. Enfin elle paraît être quelquefois le symptôme d'une inflammation chronique, ayant son siége dans un organe important, le plus ordinairement dans les voies digestives.

Nous avons dit que les signes de la chlorose consistaient dans la pâleur extrême, la coloration verdâtre ou jaunâtre et la bouffissure du visage ; en voici d'autres : la lividité des paupières et leur infiltration; le matin au réveil, la décoloration des lèvres ; l'expression morne des yeux, la sécheresse et la teinte terne, plombée et terreuse de la peau; la flaccidité des chairs, le gonflement des pieds, la diminution de l'appétit qui vient graduellement; quelquefois le désir d'aliments et de boissons sapides, tels que les fruits verts, le sel, le vinaigre, et souvent une telle dépravation du goût, que les malades mangent du charbon, de la braise, du plâtre, de la terre, des cendres, des insectes et d'autres matières plus ou moins dégoûtantes; ce qui occasionne souvent des nausées, des vomissements, des palpitations, de la difficulté dans la respiration que le moindre exercice augmente, et surtout quand les malades montent un escalier ou marchent un peu plus vite qu'à l'ordinaire. La petitesse et la fréquence du pouls, un sentiment incessant de lassitude et de fatigue, et une grande répugnance au mouvement, se font sentir. Les malades sont tristes, mélancoliques; elles ne recherchent que la solitude; elles poussent des soupirs, pleurent involontairement sans motifs.

Le traitement de cette affection diffère selon les circonstances; il est hygiénique et thérapeutique. Je prescris les vêtements de flanelle, appliqués immédiatement sur la peau; les bains entiers à

25 ou 28 degrés, additionnés d'une solution ferrique, les bains de mer, l'exposition aux rayons du soleil, le séjour à la campagne (si l'on est dans la belle saison), dans un lieu élevé, sec ; des aliments sains, fortifiants, tels que les viandes rôties ou grillées. Il faut faire usage, tous les matins, de chocolat ou fruits du sapindus rubiginosus ou boa tampaijang, boire aux repas du vin vieux de Bordeaux, prendre de l'exercice, malgré la répugnance ; si les malades ne peuvent en prendre à pied, elles iront à cheval, en voiture, et si cela entre dans leur goût, elles recourront à la danse, mais avec modération, ou aux voyages. Je prescris en outre aux malades une boisson légèrement amère, une infusion de fruits de tampaijang coupée avec une eau ferrugineuse, contenant par bouteille 25 à 30 centigrammes, soit de lactate, soit de citrate de fer, et sous autres formes il réussit admirablement ; c'est, à n'en pas douter, le plus puissant moyen de combattre la chlorose. J'ai obtenu les plus éclatants succès des pilules dont suit la formule.

Prenez : Péricarpes de fruits du sapindus rubiginosus, 8 grammes.

Baume de tolu,	8	—
Lactate acide ferrique,	5	—
Extrait d'airelle myrtille,	2	—
Acide benzoïque,	2	—

Mêlez et faites des pilules de 30 centigrammes.

De la Nymphomanie et Utéromanie.

Cette affection, qui a reçu divers autres noms, mais que nous caractériserons plus convenablement par les mots de nymphomanie, utéromanie et même andromanie, est des plus déplorables, en ce qu'elle donne aux femmes un penchant exagéré, irrésistible, insatiable, à l'acte vénérien, ne ménageant aucune époque de la vie, pas même celle où elles sont des vierges pures. Elle se manifeste spécialement chez les femmes d'un tempérament utérin primitif, lequel est déterminé par la prédominance du système sanguin, par la continence, par la lecture des mauvais livres, les mauvais exemples, la vie molle et sédentaire, les habitudes solitaires, les conversations lascives. Les femmes de cette constitution décèlent quelque chose de leur penchant dans les traits du visage; elles sont le plus souvent de taille moyenne ou petite, peau brune, teint coloré; les attributs de la puberté se développent de très bonne heure chez elles. Elles ont les seins, le clitoris et les nymphes plus développés et plus sensibles que les autres femmes. J'ai traité plusieurs femmes chez lesquelles ces organes avaient acquis une telle prépondérance, qu'il leur était impossible de vaincre l'ardeur érotique qui les dévorait. J'ai vu madame

Mig., âgée de trente ans, brune, d'un teint coloré, d'une taille moyenne, ayant eu quatre enfants, ayant son mari, faire les actions les plus indécentes au seul aspect d'un homme; rien ne pouvait l'en empêcher, ni la présence de son mari, ni celle de ses parents, ni les remontrances que je lui faisais. Elle ne perdait cependant pas la raison. Telle est la première période.

Deuxième période. Quand les accès sont arrivés, les femmes n'observent aucunes règles de pudeur, ni de bienséance; les regards, les propos sont agaçants, les gestes indécents; elles font des sollicitations, toujours prêtes à se jeter dans les bras du premier venu; elles menacent ou s'emportent, si l'homme résiste ou veut se défendre.

Troisième période. L'aliénation des facultés intellectuelles est complète; il y a obscénité dégoûtante, fureur, désir de frapper, de déchirer; il y a chaleur brûlante de tout le corps, sans fièvre, enfin tous les symptômes divers d'un état maniaque violent.

C'est sur l'examen des causes qui ont produit cette affection, que nos moyens thérapeutiques sont basés : les boissons hyposthénisantes , les bains de même nature, les frictions, forment un traitement spécial, toujours employé avec succès. Le sirop de racines d'aconit, les pilules de son extrait, les lotions et injections avec sa décoction, m'ont souvent réussi.

De l'Hystérie.

Cette affection est caractérisée, comme un grand nombre de névroses, par des accès convulsifs, lesquels en sont le phénomène principal. Elle est apyréthique, intermittente, quelquefois de longue durée, et survient souvent sans perte complète de connaissance. Divers noms lui ont été donnés par les auteurs qui en ont parlé. Ainsi, elle a été appelée, *hystérie, suffocation de matrice, maux de nerfs, attaques de nerfs, vapeurs, utéro-céphalie, névroses de la génération.*

Les auteurs sont divisés sur le siége de cette affection. Celse, Aëtius, Paul d'Egine et Ambroise Paré, « placent le siége de l'hystérie dans l'utérus, » et sa cause dans les dérangements de la mens- » truation. »

D'après Georget et M. le professeur Rostan, l'hystérie aurait son siége « dans la région du cer- » veau qui préside au mouvement. » Elle n'a paru être au même professeur qu'une variété de l'épilepsie. Et cependant les phénomènes de l'hystérie ne sont pas purement cérébraux. Il doit donc exister une lésion dans d'autres parties que dans le cerveau. Quant à nous, adoptant, quant au siége de cette maladie, l'opinion de M. Dubois et de M. Louyer Villermay, nous regardons l'utérus comme le siége de l'hystérie dans le plus grand nombre des cas.

Causes de l'hystérie : Une imagination brûlante, l'habitude de tout ce qui peut exalter le système nerveux utérin, toutes les professions qui n'ont d'autre but que les plaisirs des sens, un cœur trop tendre ou facile à enflammer, enfin toutes les affections pénibles de l'âme : un amour contrarié, un sentiment très violent de jalousie, influent surtout bien évidemment sur le développement de l'hystérie. L'influence de ces agents divers se fait sentir bien plus promptement sur une jeune personne ou sur une femme disposée à l'invasion de cette affection ; car il suffit, pour en déterminer les accès, d'une cause très légère, quelquefois même d'un simple incident. Les autres causes sont : une grande sensibilité physique ou morale, l'abus des plaisirs vénériens, les émotions vives et fréquentes, les conversations et les lectures voluptueuses, la privation des plaisirs de l'amour après en avoir longtemps joui, la diminution ou la suppression de la menstruation, des lochies, mais qui est plus souvent l'effet que la cause d'une affection hystérique. De toutes les causes qui produisent cet état de maladie, la plus grande, ce sont les passions vives qui ébranlent tout le système nerveux.

L'hystérie se présente sous différentes formes ; les symptômes en sont variés à l'infini, et si les différents organes peuvent en être le siége, les symptômes n'en sont que plus multipliés.

Certaines dames ne se plaignent que de la tête; d'autres se plaignent de la région du cœur, de l'estomac, des lombes; d'autres sentent des coliques; enfin, d'autres pensent qu'elles vont suffoquer, parce qu'elles sentent, disent-elles, une espèce de boule qui semble leur remonter de la région hypogastrique jusqu'à la gorge.

Cette affection offre tant de bizarreries dans ses symptômes, qu'il me serait difficile d'en faire l'énumération. Il y a des femmes qui éprouvent un resserrement, une constriction dans les bronches, qui leur occasionne une toux sèche et une respiration difficile. D'autres fois elles éprouvent dans l'estomac des crampes si douloureuses, qu'elles en pleurent et poussent des cris effrayants; ce qui les calme un peu, ce sont les vents qu'elles rendent, soit par la bouche, soit par l'anus. Le sommeil est troublé par des rêves sinistres, par des cauchemars; souvent elles se réveillent en sursaut, elles éprouvent des tiraillements, des pandiculations incommodes.

Cette affection doit avoir été connue dans tous les temps, puisqu'elle est un résultat de la loi commune à tous les êtres animés de ce sentiment commun qui porte l'un et l'autre sexe vers une union intime. Elle paraît cependant avoir été moins commune dans le moyen-âge du monde, mais beaucoup plus dans les derniers siècles, chez les femmes des villes plus que chez celles de la campagne. L'hystérie se développe par degrés ; la sensibilité m'a paru, dans certains cas, se monter graduellement. Ce n'est qu'alors que l'on peut observer facilement les préludes et les différents stades de la maladie, surtout chez les personnes qui en ont déjà été atteintes. Parmi les phénomènes qui précèdent souvent l'accès dans ce cas, notons la pâleur du visage, des bâillements, des tiraillements dans les membres, un malaise général, ou un sentiment de spasme dans l'ensemble de l'appareil génital. On peut distinguer trois degrés dans l'hystérie.

Dans le premier degré, la femme éprouve le sentiment d'une boule qui, s'élevant de la région hypogastrique, remonterait dans la poitrine jusqu'au col, en causant une constriction violente, une suffocation. Il se joint souvent à ce phénomène un froid glacial ou une chaleur vive, et quelquefois des mouvements convulsifs avec un resserrement spasmodique des mâchoires.

Dans le deuxième degré, l'invasion des accès est plus prompte, et, dès le commencement, il y a perte subite, presque complète, des sens et de l'entendement : la poitrine se gonfle, le col et le visage deviennent d'un rouge pourpre, les mâchoires se contractent fortement, ce qui rend la déglutition presque impossible ; la respiration est difficile, et des mouvements convulsifs simulent le tétanos : cet état cesse pour reparaître quelques minutes après. Dans cet état, les malades se frappent la poitrine et le ventre, se tordent les membres, se mordent les mains ; et comme elles se déchirent à l'aide de leurs dents, elles se font presque toujours des morsures à la langue. A ces symptômes ajoutons les suivants : bâillements très fréquents, grincements et craquements des dents, les muscles de la face convulsés, des cris de joie, de frayeur ou plaintifs, hoquets bruyants. Le visage de ces malades prend alternativement l'expression de la joie ou de la tristesse, du calme ou de l'effroi.

L'on remarque souvent, au milieu des accès hystériques, que les malades n'entendent ni ne voient ; et cependant, durant cet état, elles font quelquefois des observations qui ne paraissent pas déraisonnables, et reconnaissent leurs parents et leurs amis.

La diminution des accès s'annonce ordinairement par des éternuements, des bâillements, des pandiculations, des flatuosités ; quelquefois des excrétions ont lieu par les parties génitales et sont souvent suivies de sensations voluptueuses.

Dans le troisième degré, les symptômes s'annoncent par un aspect beaucoup plus effrayant ; car, à une agitation nerveuse des plus compliquées, à des convulsions violentes succède le trouble le plus exagéré de la respiration et de la circulation, souvent une congestion cérébrale et comme une sorte d'apoplexie hystérique : les organes de la circulation et ceux de la respiration paraissent suspendus ; on ne sent plus les battements des artères, les malades sont froides, inanimées, pâles et comme dans un état de mort apparente ; en cet état, l'extinction totale de la vie a quelquefois eu lieu.

Concluons que l'hystérie s'observe le plus fréquemment sur les classes les moins aisées de la société, et affecte spécialement les constitutions sanguines chez la femme ; elle est très rare chez l'homme. Cette maladie peut s'annoncer sans cause apparente de lésion utérine.

Bien que m'étant rangé du côté des auteurs qui croient que son siége part des affections de l'utérus, j'ai pourtant observé que les malades atteintes de douleurs partant de la région des ovaires, y étaient très souvent exposées.

La cause qui détermine les accès hystériques est le plus souvent une affection morale vive.

Cette maladie est sujette à récidive, si l'on ne peut éloigner la cause sous l'empire de laquelle elle s'est déclarée.

OBSERVATION.

En 1847, je fus appelé pour donner des soins à

madame Delo... (15, rue Saint-Victor), âgée de cinquante ans. Cette dame est d'une belle et forte constitution. Elle est, depuis une vingtaine d'années, prise d'accès hystéralgiques à l'occasion des moindres impressions morales ; les attaques se renouvellent tous les jours en occasionnant un malaise général.

L'examen à l'aide du spéculum et du toucher a constaté une induration de la lèvre postérieure du museau de tanche, avec hypertrophie du col et du corps de l'utérus; la partie postérieure du vagin correspondant au col, est aussi indurée dans une assez grande étendue. Un écoulement intermittent a lieu par la vulve ; nul doute que l'affection à laquelle est sujette cette dame, soit causée par l'affection pathologique constatée par M. Marjolin et par moi.

Arrivons au traitement : cette dame a été soumise aux médications suivantes.

Boissons sédatives, antiphlogistiques, hypposthénisantes, irrigations avec l'eau antileucorrhéique, selon ma formule n° 1, consignée dans cet ouvrage. Sous l'influence de ce traitement, cette dame est arrivée dans des conditions meilleures de santé, mais elle sera obligée de suivre encore, pendant quelques mois, une partie de son traitement, si elle veut éviter une récidive.

Hémorrhagie utérine ou Métrorrhagie.

Cette affection doit être regardée comme perte morbide, toutes les fois qu'elle paraît exagérée; car, si au lieu de soulager la femme elle produit un affaiblissement plus ou moins grand, elle peut compromettre la santé. Elle peut faire un grand nombre de victimes, si d'intelligents secours ne sont donnés à temps.

On reconnaîtra une métrorrhagie à un flux plus considérable qu'à l'ordinaire. Si, au lieu de paraître tous les vingt-huit ou trente jours, le flux a lieu deux ou trois fois dans le mois, et s'il se prolonge plus longtemps qu'à l'ordinaire, il y a évidemment une métrorrhagie dont il faut promptement chercher la cause, afin de lui opposer un traitement rationnel.

Ce n'est guère qu'à l'époque où s'établit la menstruation, que ce flux immodéré peut paraître; car l'utérus devient alors le siége d'une excitation permanente et quelquefois très grande. Tous les tempéraments sont exposés à cette hémorrhagie; le tempérament sanguin l'est cependant davantage : l'excrétion périodique étant souvent plus copieuse, une foule de causes peuvent la rendre plus abondante encore. Dans le tempérament lymphatique, il y a quelquefois trop de faiblesse dans le sujet, pour que cette évacuation puisse se faire d'une manière régulière; dans ce cas, l'on a vu des femmes rester deux, trois, quatre mois et plus, sans présenter aucune apparence de règles, et avoir, au bout de ce temps, une perte considérable, dont les causes sont multipliées à l'infini, comme une émotion vive, un violent accès de colère, une frayeur, une nouvelle fâcheuse annoncée imprudemment, etc. Si, à Paris, et dans les grandes villes, nous voyons un si grand nombre de métrorrhagies, je pense qu'il faut en attribuer la cause au développement précoce des passions et aux jouissances prématurées. Qui ne sait que les personnes qui font excès dans l'acte vénérien, sont plus exposées que d'autres à ces accidents?

La métrorrhagie peut être le symptôme d'un ulcère de l'utérus, d'un squirre; elle peut accuser la présence d'un polype dans la cavité utérine, d'un caillot de sang retenu dans cette cavité, et d'un débris de placenta; elle peut enfin signifier le décollement du placenta dans la grossesse, la rupture du col utérin. On a observé des métrorrhagies dues à la syphilis et accompagnées d'une inflammation de même nature dans les organes génitaux internes et externes. Les causes des pertes utérines sont très variées, je le répète, et souvent bien obscures; car la moindre secousse physique, surtout lorsqu'il y a prédisposition, peut amener une perte inquiétante.

A toutes les époques de la vie, les femmes réglées ou celles qui cessent de l'être, sont exposées à la métrorrhagie. J'ai souvent eu occasion d'observer ce que j'avance chez des femmes de cinquante, soixante ans et plus; elles prenaient des hémorrhagies utérines pour le retour de leurs règles. Comment n'auraient-elles pas eu cette opinion, puisqu'un grand nombre d'écrivains ont traité, comme d'un retour de règles, ce que je me crois en droit de considérer comme pertes métrorrhagiques.

Souvent nous avons remarqué que les femmes mariées fort jeunes, et qui ont eu des *fausses couches répétées*, sont plus disposées que d'autres à ces pertes.

Le traitement des métrorrhagies doit varier comme leurs causes. Je vais indiquer celui dont le raisonnement et l'expérience m'ont démontré l'utilité dans les hémorrhagies chroniques.

La série des moyens thérapeutiques et hygiéniques, généralement prescrits contre la métrorrhagie, doit avoir un caractère dynamique, lorsque la maladie est arrivée à l'état de chronicité désignée comme passive.

Nous conseillons, lorsque l'état actif est éteint, les eaux ferrugineuses, les principes amers, balsamiques, les boissons de décoction concentrée du fruit du sapindus rubiginosus ou boa tampaijang, des fruits d'airelle myrtille. J'ai souvent vu ces moyens réussir, même où il y avait encore des symptômes d'activité, mais chez des femmes délicates, faibles, nerveuses, épuisées; dans ce cas, il faut toujours agir avec beaucoup de circonspection dans le choix de ces moyens.

L'emploi du citrate ferrique, du péricarpe des fruits du sapindus rubiginosus, unis au baume de tolu et ses principes immédiats, m'a parfaitement réussi chez beaucoup de jeunes femmes, pâles, maigres et d'une constitution débilitée.

OBSERVATION.

Polype, Métrorrhagie, Ulcération du pourtour du col utérin.

Madame Cocheard (18, rue de la Fidélité), âgée de quarante ans, tempérament lymphatique, était atteinte depuis longtemps d'un écoulement très fétide par la vulve. L'ayant examinée au spéculum, je reconnus un polype à pédicule très court, implanté sur la partie interne de la lèvre postérieure du museau de tanche, entouré d'une abondante suppuration; il y avait ulcération du pourtour du col, hémorrhagies continuelles. Cette dame a été traitée pendant sept mois. Elle a bien guéri. Elle suit cependant encore certaines parties de son traitement, mais seulement pour éviter toute récidive.

OBSERVATION.

Madame M... (passage Delorme, 8), âgée de vingt-quatre ans, mère d'un enfant. Elle eut une fausse couche il y a dix-huit mois. A cette époque elle était employée dans un magasin. Le quinzième jour de cette fausse couche, elle reprit ses occupations assez fatigantes pour sa position. Je dois faire remarquer que madame M... demeurait dans un passage couvert, éclairé par le gaz ainsi que le magasin où elle était occupée. En outre, elle couchait dans une chambre où l'air ne pénétrait qu'à peine. Depuis sa dernière fausse couche surtout, elle était incommodée par un écoulement blanc abondant; ses digestions étaient pénibles, son appétit était nul; maux de tête fatigants. Depuis environ un an, elle remarquait que des pertes irrégulières remplaçaient les règles, et que les flueurs blanches s'écoulaient avant et après cette époque; de sorte que cette malade éprouvait une perte continuelle ou sanguine ou séreuse. De plus, de la sensibilité, des douleurs très vives se faisaient sentir dans le vagin, dans les cuisses, etc.

Telle était la situation de madame M..., lorsqu'elle me fit appeler en 1841. Elle me dit qu'elle avait éprouvé beaucoup de chagrins, et qu'étant très impressionnable, d'une vivacité qui ressemblait à de l'emportement, elle avait eu, depuis quelque temps, plusieurs discussions qui, chaque fois, avaient été suivies de pertes utérines assez abondantes.

L'entrée du canal vulvo-utérin, très sensible, est contracté par une sorte de raideur tétanique ; des granulations d'un aspect cancéreux existent dans le vagin, ce qui rend l'exploration difficile et très douloureuse, en raison de l'extrême sensibilité des parties. Les indications principales se réduisaient à faire disparaître les lésions organiques, et à remédier en même temps au trouble des principales fonctions, les symptômes secondaires devant disparaître par la soustraction des symptômes les plus alarmants.

1° Pansement du vagin, dirigé de manière à détruire les granulations cancéreuses ;

2° Lotions et bains entiers, composés de manière à remédier à la sensibilité exaltée et à la raideur de l'orifice externe du vagin, et à calmer les vives douleurs qui ont leur siége dans ces parties ;

3° Boissons spéciales, appropriées à l'état de désordre, dans les fonctions.

4° Potions anodines propres à diminuer l'exaltation de la sensibilité, etc.

Le traitement est suivi av c exactitude. Le quatrième jour, la malade éprouve déjà un calme de bon augure.

Le cinquième et le sixième jour un peu de fièvre ; boissons anodines.

Le septième jour, le calme se rétablit. Au bout de six semaines, les granulations cancéreuses ont disparu, l'écoulement purulent n'existe plus; il n'y a plus qu'un léger écoulement muqueux.

OBSERVATION.

Madame Pino (faubourg Saint-Martin, 84), âgée de trente-huit ans, fut atteinte, à la suite d'un premier accouchement, d'une métrite qui dura plusieurs mois, et fut suivie de flueurs blanches qui durèrent pendant plusieurs années. Elle vint me consulter en 1837, pour des douleurs dans le ventre, les aines et les cuisses. Examinée au spéculum, la lèvre postérieure du museau de tanche offre une espèce de champignon ulcéreux à gauche. Je l'ai soumise au traitement spécial; il a réussi mieux et plus promptement que je ne l'espérais; car, six semaines plus tard, la cicatrisation était achevée. Le traitement est continué pendant un mois encore. Alors un dernier examen me permet de constater la guérison parfaite de madame P...

OBSERVATION.

*Ulcération large du col utérin, fissures du museau de
tanche.*

Madame Delande (rue Phélippeaux, passage de
la Marmite, 13), âgée de trente ans, ayant eu plusieurs enfants, éprouvait, depuis sa dernière couche, qui date déjà de six à sept ans, les symptômes
suivants : Douleurs dans la région épigastrique,
dans les lombes, pesanteurs et douleurs dans les
cuisses; état de débilité complète, écoulement purulent par la vulve. Au moyen du spéculum, je
reconnus aisément une plaie du col utérin et des
fissures dans l'épaisseur des lèvres du museau de
tanche. J'ai donné pendant trois mois à madame
Delande des soins qui l'ont parfaitement guérie.

OBSERVATION.

*Métrite chronique avec peu d'engorgement, ulcération large
du col utérin.*

Madame Ferrant (demeurant alors faubourg St-
Martin, 172), âgée de quarante-cinq ans, d'une
constitution délicate et nerveuse, avait éprouvé
de nombreux chagrins et de vives émotions qui
avaient profondément altéré sa santé. Elle ne digé-

ruit plus; ses règles étaient presque entièrement ar-
rêtées. Elle alla consulter le docteur B., qui croyant
madame Ferrant atteinte d'une gastrite, lui conseilla plusieurs applications de sangsues, et pour
aliments du lait seulement.

Ce régime lui fit beaucoup plus de mal que de
bien. Elle quitta son médecin au bout de deux
mois de traitement, et ne fit plus rien. Cependant
elle souffrait toujours; elle digérait mal; elle avait
un écoulement abondant par la vulve. Ennuyée
de cet état, elle vint me consulter sur l'invitation
d'une de mes clientes. Je touchai attentivement
madame F..., je l'examinai ensuite avec le spéculum, et je la rassurai complètement en lui promet-
tant une prochaine guérison. Elle avait un engorgement chronique du col de la matrice, avec
induration, sur lequel existait une ulcération
comme déchirée. Le traitement que je lui prescri-
vis, et qui fut le même que celui que j'avais employé pour les autres observations, lui procura,
au bout de deux mois, une guérison complète.

OBSERVATION.

Madame Dupré (rue de Cléry, 91), âgée de
trente-deux ans, d'un tempérament nervoso-san-
guin, me consulta, en 1840, pour une ulcération
profonde du col utérin. Depuis plusieurs années,

elle avait un écoulement purulent fétide par la vulve. Elle souffrait, dans le dos, dans l'estomac, dans la région antérieure et postérieure du bassin, dans les aines ; le rapprochement sexuel était des plus douloureux et sanguinolent. L'ayant soumise pendant quatre ou cinq mois au traitement ordinaire, j'ai eu, au bout de ce temps, à constater une guérison de plus.

OBSERVATION.

Ulcération du col utérin ; guérison radicale au bout de quatre mois.

Madame Bazin (rue des Marais-St-Martin, 52), âgée de trente ans, d'un tempérament lymphatique, étant tombée, en sept ou huit mois, dans un état de maigreur effrayant, me fit demander le 8 février 1839. A cette époque, elle était si faible, qu'elle ne pouvait plus sortir de sa chambre. Après qu'elle m'eut raconté ce qu'elle éprouvait : tiraillements d'estomac, douleurs dans les reins, dans le ventre, syncopes, douleurs et pesanteurs dans les cuisses, écoulement fétide par la vulve, je l'examinai au moyen du spéculum, et reconnus une plaie du col utérin qui paraissait exister depuis longtemps. Je la mis à l'usage de mon traitement ordinaire. Il a été suivi rigoureusement pen-

dant six mois, quoiqu'elle allât bien dès le troisième mois. Cette guérison s'est maintenue jusqu'à ce jour.

OBSERVATION.

Ulcération large et comme déchirée du col utérin.

Madame L... (rue Popincourt, 60), âgée de
vingt-quatre ans, d'un très bon tempérament,
d'une taille peu élevée, face colorée, avait toujours joui d'une santé parfaite jusqu'en 1837, époque à laquelle elle accoucha d'un enfant très fort.
Depuis ses couches, elle avait toujours ressenti des
douleurs dans les lombes et pouvait à peine marcher. Je fus appelé douze ou quinze mois après
l'accouchement. Madame L... avait un léger écoulement d'une matière purulente par les parties génitales. Le spéculum intra-utéri me fit découvrir
une plaie de la commissure gauche du museau de
tanche, que je traitai par ma méthode spéciale et
avec un succès qui ne laissa rien à désirer.

OBSERVATION.

Ulcération du col utérin, engorgement avec induration.

Madame de Senne (rue Neuve-Ménilmontant,

5 bis), âgée de vingt-quatre ans, d'un tempérament lymphatique, très impressionnable, était
atteinte, depuis sa dernière couche, de tous les
symptômes d'une maladie de matrice : douleurs à
l'épigastre, pesanteurs dans les reins et dans les
cuisses, régurgitations continuelles, un écoulement purulo-sanguin par la vulve. Au moyen du
spéculum à quatre valves, nous reconnûmes une
ulcération très apparente sur la lèvre postérieure
du col utérin, reposant sur une surface indurée.
Cette dame a été soumise à notre traitement actif,
spécial, pendant environ quatre mois, et cet espace
de temps a suffi pour la mettre dans un état de
guérison complète. Après s'être très bien portée
pendant dix-huit mois, elle avait repris de l'embonpoint ; elle a eu une rechute pour laquelle j'ai été
appelé de nouveau auprès d'elle. Je lui ai conseillé
le même traitement ; elle l'a suivi pendant six semaines, et s'en est fort bien trouvée. Cet état de
santé s'est maintenu jusqu'à cette époque (sep-
tembre 1847).

Signé : DE SENNE.

OBSERVATION.

*Chlorose, ulcération profonde du col utérin ;
leucophlegmasie générale.*

Madame Taté (rue St-Denis, 279), âgée de trente

ans, d'un tempérament lymphatique, blonde, ayant eu plusieurs enfants et plusieurs fausses couches, se trouvait, quand elle me consulta, dans la position suivante : Pâleur et bouffissure, infiltration des membres abdominaux, écoulement fétide par la vulve. Après l'avoir examinée avec soin, nous reconnûmes que le col était ulcéré profondément, et dans un état à ne laisser que très peu d'espoir de guérison. Nous avertîmes son mari et ses parents que si elle guérissait, ce ne pourrait être que par un traitement long et rigoureusement suivi. Elle fut soumise au traitement suivant : régime tonique, bains de même nature ; la plaie fut touchée, tous les six à huit jours, avec l'acide chromique délayé avec l'hypochlorite de chaux ; irrigations, souvent réitérées, avec la solution formule n° 2, étendue dans de l'eau. Au bout de six mois, madame Taté était parfaitement guérie. Elle avait repris un embonpoint normal, qui avait succédé à la leucophlegmasie générale ; elle fut pendant deux ans dans un état de santé parfait. Il y a deux mois, cette dame fut atteinte d'une pneumonie qui me fit craindre une rechute de son affection primitive, mais il n'en a rien été. Sa santé a continué jusqu'à aujourd'hui qu'elle est enceinte de sept mois, pour la deuxième fois depuis sa guérison.

OBSERVATION.

Cancer du col utérin se bornant à la lèvre inférieure.

Madame François Marie, âgée de vingt-sept ans (quai Jemmapes, 38 bis), était, depuis trois ans, plongée dans un état d'épuisement effrayant, lorsqu'elle me fit appeler (en 1842); elle était dans la position suivante : Emaciation générale, faiblesse, fièvre lente, insomnie, dégoût absolu, oppression, toux sèche, dissolution et appauvrissement du sang, douleurs épigastriques, hypogastriques, au périnée, pesanteur dans les cuisses, écoulement fétide et très abondant par la vulve : examinée au moyen du spéculum, le col utérin offrait, à la lèvre postérieure, une excroissance charnue difforme, de la grosseur d'une noix, recouverte de son péricarpe, mais n'ayant pas, comme dans certains polypes, un pédicule rétréci; au-dessus de cette tumeur, le col paraissait sain, ce qui me donna beaucoup d'espoir de la sauver.

Traitement : Cautérisations, tous les six jours, avec l'acide chromique pur; injections, six fois par jour, avec la solution n° 3, étendue dans de l'eau; boisson dynamique de tampaijang. Une ceinture hypogastrique fut portée pendant le traitement. Les bons effets du traitement se sont manifestés dès les premiers jours. Cette malade put être regardée comme guérie au bout de trois mois.

J'ai revu la malade au mois de janvier 1846 ; elle était dans un état de santé qui ne laissait rien à désirer.

OBSERVATION.

Polype du col utérin.

Madame F..., âgée de trente ans, d'un tempérament lymphatique, ayant eu plusieurs enfants, éprouvait, depuis longtemps, des pesanteurs sur le sacrum, des douleurs dans l'abdomen, dans les cuisses ; un écoulement fétide par la vulve ; au toucher, on ne reconnaissait point le col de l'utérus ; on sentait des inégalités en avant du col, et comme une espèce de putrilage, ce qui me faisait diagnostiquer un ulcère très avancé ; en l'examinant au spéculum brisé à quatre valves, je reconnus un fort polype à pédicule très court, implanté sur la partie interne de la lèvre postérieure du col utérin ; j'en fis l'extraction, et au bout d'un mois, la malade était parfaitement guérie. Cette dame a eu, depuis, quatre enfants.

Le médecin doit toujours examiner avec soin, et à l'aide du spéculum, le col utérin ; car, plusieurs fois, on a pris pour un ulcère incurable, des polypes dont l'extraction aurait pu, très promptement, amener une parfaite guérison.

Exemple : M. D... donnait des soins à une dame de certaine réputation, et avait prévenu son mari que sa femme était dans un état incurable d'un ulcère de matrice, qu'elle n'avait plus deux mois à vivre. Désespéré du pronostic, le mari fit appeler M. Dupuytren qui, à la première inspection, reconnut un ulcère à l'état de putrilage, puis, poussant son examen plus loin, reconnut de plus, au moyen du spéculum, un polype implanté sur le col utérin ; il proposa l'opération, en garantissant que la malade serait guérie en huit jours. Le mari et la dame s'en rapportèrent à ce que leur promettait M. Dupuytren. L'opération fut faite, et au bout de quatre jours, la malade alla au bal, complètement guérie. Plusieurs cas de ce genre ont été observés, parmi les personnes que j'ai traitées, et dans toutes ces circonstances, malgré de fâcheux pronostics antérieurs au mien, j'ai toujours obtenu une guérison radicale.

OBSERVATION.

Madame Guiou (faubourg du Temple 45), âgée de trente ans, d'un tempérament où le système lymphatique prédominait, me fit appeler le 5 mai 1837. Elle éprouvait tous les symptômes d'une affection grave de l'utérus. Je l'examinai avec soin, et je reconnus une plaie très profonde du col uté-

rin, avec un écoulement purulent très abondant
par la vulve. Cette dame était dans un état de
maigreur effrayant ; elle éprouvait des douleurs et
tiraillements d'estomac ; des régurgitations continuelles. Je la mis à l'usage d'une médication antiphlogistique, cautérisations, tous les huit jours,
avec l'acide chromique, injections avec l'eau anti-
leucorrhéique, deux pilules, tous les soirs, compo-
sées de racines d'aconit et de codéine. Le traitement a été continué jusqu'au 25 juin, époque à
laquelle madame Gulou a été très bien ; son bon
état de santé continue.

OBSERVATION.

Prolapsus de matrice, large ulcération du col.

Madame de Larrigaudière jeune (rue de Trévise,
10), âgée de vingt-sept ans, d'une assez bonne
constitution, a constamment joui d'une santé parfaite jusqu'en 1832 ; mais, depuis cette époque,
elle a éprouvé beaucoup de malheurs. Devenue
enceinte, elle a eu un accouchement laborieux ; il
en est résulté une chute de matrice qui s'est com-
pliquée d'une large ulcération. Cette malade a été
traitée par M. le docteur Lisfranc ; soit qu'elle n'ait
pas obéi aux prescriptions de ce docteur très re-
nommé pour le traitement de ces sortes d'affec-

tions, ou qu'elle ait été trop longtemps privée de ses soins, lorsque je fus appelé, je la trouvai dans la position suivante : teint jaunâtre, faiblesse générale, douleurs dans les lombes, dans les aines, pesanteurs dans les cuisses, ne pouvant plus marcher, écoulement purulent et fétide par la vulve ; après l'avoir examinée, à l'aide du spéculum, nous aperçûmes, très facilement, une large ulcération de tout le col, qui se présentait à un demi pouce de la vulve. Mon traitement ordinaire amena une guérison complète au bout de cinq mois.

OBSERVATION.

Ulcération et induration mamelonnée et inégale du col de la matrice.

Madame Beaudet (alors rue Montmartre, 122, et maintenant à Vanves), âgée de 31 ans, femme d'un maréchal, d'une constitution fort délicate, fut atteinte, dans le mois de janvier 1839, d'un écoulement abondant par la vulve, et de fortes douleurs dans les lombes, dans la région hypogastrique, au point d'être obligée de garder le lit pendant plusieurs mois : on désespérait de sa position. Il y avait près de trois mois qu'elle souffrait, lorsqu'on m'appela. J'observai les symptômes suivants : faiblesse extrême, pouls faible, fréquent et irrégulier (120 pulsations par minute), les jambes et les pieds gonflés, face bouffie, écoulement fétide par

7

la vulve. J'examinai la malade au moyen du spéculum utéri. Ayant fait quelques injections avec de l'eau tiède, pour mieux examiner le col et pour reconnaître à quelle affection j'avais affaire, j'aperçus une ulcération profonde et mamelonnée d'indurations. Traitement de la malade : plusieurs irrigations tièdes d'eau anti-leucorrhéique à base d'hydragirate de bromure de potassium, qui furent continuées pendant vingt jours ; un régime légèrement tonique, une cuillerée à bouche de l'élixir tonique toutes les heures, frictions sur les membres œdématiés, avec une solution d'iodure de potassium, douze cautérisations pratiquées avec l'acide chromique. Madame Beaudet a continué cette médication pendant quatre mois. Elle n'avait point eu d'enfants depuis dix ans. Devenue enceinte, elle est heureusement accouchée ; sa santé a pu lui permettre d'allaiter son enfant. La maladie de cette dame avait été longtemps regardée comme incurable.

OBSERVATION.

Madame Hamlin (rue Maître-Albert, 10), d'un tempérament éminemment sanguin, atteinte depuis huit mois d'une hémorrhagie utérine, que son médecin n'avait pu arrêter (il faut dire que ce médecin ne l'a jamais examinée au spéculum), me fit demander en 1840. Après l'examen, je reconnus avec beaucoup de difficulté (car elle perdait beaucoup de sang), une ulcération profonde des deux lèvres du col utérin, avec induration de tout le col. Mon traitement ordinaire a été couronné d'un succès complet. En moins de quatre mois, madame Hamlin a repris de l'embonpoint. Elle jouit aujourd'hui d'une bonne santé, à laquelle j'étais loin de m'attendre.

Signé : HAMLIN.

OBSERVATION.

Ulcération du pourtour du col utérin.

Madame Vaudran, marchande de vins à la Petite-Villette, 24, âgée de vingt-huit ans, d'une constitution faible, d'un tempérament lymphatique, était atteinte depuis dix-huit mois de tous les symptômes d'une affection de l'utérus. Nos moyens ordinaires d'examen me firent reconnaître un ulcère du pourtour du col de la matrice. Je lui ai fait suivre le traitement ci-dessus, qui a consommé la guérison en trois mois.

OBSERVATION.

Madame J... (habitante de Paris), âgée de trente ans, d'une constitution délicate, d'un tempérament nerveux, était tombée, depuis cinq à six mois, dans un état de maigreur effrayant. Son docteur ordinaire (M. Pailloux), se trouvant malade, et ne pouvant lui prodiguer ses soins, cette dame alla consulter M. Lisfranc qui, la trouvant très malade d'une affection avancée du col utérin, lui conseilla la formule suivante : Pilules de ciguë, tisane de saponaire, cautérisations, le repos, etc. Cette dame, entendant alors parler de moi par une de ses amies, me fit appeler. Après l'avoir examinée avec précaution, je reconnus que le docteur Lisfranc avait parfaitement constaté l'affection, et mon diagnostic se trouva conforme au sien. Je l'ai soumise au traitement actif ordinaire ; elle l'a suivi très rigoureusement pendant cinq mois, et s'est trouvée, au bout de ce temps, complètement rétablie. Elle a eu depuis un accouchement laborieux, pour lequel j'ai été obligé de pratiquer la version. Depuis le 27 juin 1840, époque de son accouchement, elle va très bien.

OBSERVATION.

Ulcération profonde du col, induration squirreuse, ulcération de la membrane muqueuse du vagin.

Madame Benoiste (rue Neuve-Saint-Marc, n° 11), âgée de trente-six ans, d'un tempérament sanguin, éprouvait, depuis deux ans, de fortes douleurs dans la région des lombes, dans la région hypogastrique, des pesanteurs dans les cuisses, un écoulement purulo-sanguin fétide abondant par la vulve; enfin des régurgitations continuelles.

Cette dame me fit appeler en février 1838. Je l'examinai au moyen du spéculum utéri à quatre valves. Ayant reconnu une ulcération profonde du col utérin, enduite de matière purulente, j'ai fait suivre le traitement suivant : pendant les premiers huit jours, irrigations avec l'eau anti-leucorrhéique simple; les plaies ont été touchées tous les six jours, avec l'acide chromique pur, au moyen d'un pinceau d'amiante. Trois mois de ce traitement ont suffi pour le rétablissement complet de cette malade.

Signé : BENOISTE.

OBSERVATION.

Madame Mellin (Petite-Villette, 122), d'un tempérament lymphatique, ayant eu plusieurs enfants, me fit demander le 2 avril 1841. Elle était dans l'état suivant : amaigrissement de tout le corps, pâleur ictérique, douleurs dans la région épigastrique, envies de vomir toutes les fois qu'elle prenait quelques aliments; pesanteurs dans les lombes, sur le sacrum et dans les cuisses; elle gardait le lit depuis quelques semaines, et perdait du sang par la vulve depuis trois mois. Un écoulement purulent fétide a succédé à ces pertes sanguines. Nous reconnûmes, par notre examen ordinaire, une plaie profonde, reposant sur une base indurée. Cette malade a été soumise au traitement suivant :

Irrigations huit fois par jour avec l'eau anti-leucorrhéique, selon la formule n° 2; la plaie a été touchée, tous les huit jours, avec l'acide chromique pur. Ce traitement a procuré, en trois mois, un rétablissement complet.

Je crois les observations que je viens de rapporter, et auxquelles j'en pourrais ajouter une foule d'autres, suffisantes pour assurer aux moyens thérapeutiques que j'emploie, la confiance des médecins, et les engager à en faire l'essai; mais je n'ai pas la prétention d'en généraliser l'usage, ni de les rendre exclusifs, puisqu'il y en a d'autres qui peuvent réussir.

OBSERVATION.

Ulcération et engorgement du col utérin.

Madame Bénard (grande rue de la Villette, 45), âgée de vingt-six ans, était atteinte, depuis quinze mois, de fortes douleurs dans les reins et dans les membres abdominaux; elle éprouvait un écoulement fétide par les parties sexuelles. Il me fut aisé d'apercevoir, par mon procédé, une plaie du museau de tanche; la lèvre antérieure était hypertrophiée; cette malade a été soumise à mon traitement ordinaire ; les irrigations avec l'eau anti-leucorrhéique, formule n° 1 ; la plaie touchée *très légèrement avec l'acide chromique*. Au bout de deux mois et demi, le col utérin a repris un *aspect normal* ; ainsi, plus de plaies ; la lèvre antérieure du museau de tanche n'excède plus la postérieure. La malade est maintenant en bonne santé.

OBSERVATION.

Madame P... (grande rue de la Villette, n° 41), âgée de cinquante ans, d'un tempérament quelque peu lymphatique, ayant eu plusieurs enfants, avait été traitée, pendant trois ans, par plusieurs médecins, sans amélioration de sa position ; elle vint me consulter au commencement de 1839.

Cette dame éprouvait de fortes douleurs dans la région des reins et dans la région du bassin , puis des tiraillements d'estomac, avait un écoulement très corrosif par la vulve, qui rubéfiait toutes les parties en contact avec cette humeur âcre. Ayant reconnu, au moyen du spéculum, une plaie ancienne assez profonde, à bords grisâtres, saignante au moindre attouchement, je lui appliquai d'abord sur la plaie , pendant les premiers jours, *des bourdonnets de coton imbibés d'acide chromique* (en consistance sirupeuse) ; au bout de quelques jours, des boutons charnus se développèrent ; alors je supprimai cette application, et je fis faire des *irrigations* avec l'eau anti-leucorrhéique, formule n° 3, dont l'usage fut continué pendant trois mois. Cette malade va maintenant fort bien ; elle est même devenue très grosse, et ses menstrues marquent à toutes les époques comme dans sa jeunesse.

OBSERVATION.

Engorgement et ulcération cancéreuse du col de l'utérus ; écoulement abondant et fétide, douleurs dans les reins, et élancements dans la matrice ; quatre mois de traitement, guérison.

Madame Millot (aux Minimes) femme d'un garde chef du bois de Vincennes), âgée de trente ans, d'un tempérament lymphatique, ayant eu six ou sept enfants, présentait, depuis environ quinze mois, tous les symptômes d'une affection cancéreuse du col utérin. Elle éprouvait de fortes douleurs dans les reins, de la pesanteur au périnée ; ses règles revenaient, mais irrégulières et précédées de douleurs ; son sommeil était troublé par des élancements dans la matrice.

Cette dame, examinée avec soin, par moi, en présence de M. le docteur Ramaugé, offrit les symptômes suivants : figure pâle, yeux cernés, écoulement blanc et fétide par la vulve, de la cuisson en urinant, des douleurs dans le bas des reins. Nous reconnûmes, au toucher, une tuméfaction du col de l'utérus avec induration, lequel, examiné au spéculum, présentait, à sa lèvre postérieure, une ulcération très apparente entourée d'un cercle rouge.

Le traitement suivant fut prescrit :

1° Tous les huit jours, cautérisation, tantôt avec le nitrate d'argent, tantôt avec l'acide chromique délayé.

2° Injections, six à huit par jour, avec l'eau anti-leucorrhéique, formule n° 3, étendue dans de l'eau.

3° Traitement général approprié : sous l'influence de cette médication, l'état de cette dame était parfait quatre mois après.

Signé : MILLOT.

OBSERVATION.

Ulcère large et profond du col utérin ; quatre mois de traitement, guérison.

Madame P... (anciennement faubourg St-Martin, n° 102), d'une constitution forte, d'un tempérament sanguin, éprouvait, depuis fort longtemps, tous les symptômes d'un ulcère de l'utérus ; l'ayant examinée avec soin, M. le docteur Mégret et moi, nous reconnûmes une plaie profonde et large du col utérin. Cette dame, soumise au traitement spécial, était parfaitement guérie quatre mois après. Le docteur Mégret, étonné d'un succès si brillant,

qu'il croyait devoir se faire longtemps attendre,
m'a vivement félicité.

OBSERVATION.

Madame Provot (31, boulevart Bonne-Nouvelle)
était, depuis deux ans, dans un état effrayant de
langueur et de débilité, lorsqu'elle me fit appeler.
Elle avait déjà subi, sans succès, plusieurs traitements ; on avait même prévenu ses parents, qu'il
n'y avait aucune chance de guérison. J'examinai
cette dame, en présence du docteur Norgeu, qui
reconnut, comme moi, la lèvre postérieure du museau de tanche, hypertrophiée et squirreuse, dépas-
sant l'antérieure de quatre centimètres, et ulcérée à son pourtour. La lèvre antérieure était également ulcérée, mais n'offrait pas de dureté comme
la postérieure. La partie squirreuse de la lèvre postérieure, vue à l'aide du spéculum à quatre valves,
fut enlevée au moyen de longs ciseaux courbés
sur leur plat. La malade n'éprouva aucune douleur
pendant l'opération ; elle a ensuite été traitée selon nos procédés pour les simples ulcérations. Le
traitement dura environ deux mois, et rendit la
malade à la santé. M. le docteur Norgeu a eu une
très grande part dans la guérison de cette grave
affection.

OBSERVATION.

Madame Bonnain (rue Albouy, n° 1), est une jeune femme au teint blond, d'une taille moyenne, d'une constitution débilitée par une affection de l'utérus. Elle a eu successivement des pertes utérines durables, provenant d'une ulcération profonde du col utérin; les symptômes ont été graves pendant près de quatre mois, et faisaient craindre pour sa vie. Je fus consulté, pour la première fois, le 30 novembre 1846, pour une métrorrhagie inquiétante. Ne pouvant examiner cette dame au spéculum, je me contentai de prescrire une médication pour arrêter son hémorrhagie, laquelle commença de cesser au bout de deux jours. Je pus alors me permettre un examen visuel, et je reconnus une plaie profonde des lèvres du museau de tanche, dont on n'apercevait plus que quelques filaments ou lambeaux; le même jour on toucha la plaie avec l'acide chromique pur; cette cautérisation fut continuée autant que l'hémorrhagie me permit de le faire; enfin, au bout de deux mois, la perte s'est totalement arrêtée; la plaie a, depuis, marché vers la guérison. La malade a repris l'embonpoint qu'elle avait avant sa maladie, et sa santé est devenue très bonne. Elle n'a pas tardé à pouvoir reprendre ses occupations ordinaires.

OBSERVATION.

Madame Leblond (8 ou 8 bis, rue de Trévise), me fit appeler en 1846, pour lui donner des soins pour une maladie qui avait son siége dans les parties génitales. Cette dame ressentait de vives douleurs à l'hypogastre, surtout pendant l'acte de la copulation; la marche chez elle était des plus pénibles. Les douleurs s'étendaient depuis l'appareil génital jusqu'à l'épigastre; cet état de souffrances durait depuis son accouchement qui datait de trois à quatre ans. L'introduction du doigt pour reconnaître à quelle affection j'avais affaire, était très pénible; celle du spéculum, plus difficile encore, me permit cependant de voir jusqu'au col, que je trouvai ulcéré sur les deux lèvres, et cette plaie reposait sur une base très indurée. Un écoulement fétide était excrété en abondance, et tachait le linge comme le ferait la matière d'un abcès. En présence de tels symptômes, je dirigeai le traitement ordinaire, qui amena une guérison parfaite en moins de quatre mois.

OBSERVATION.

En 1846 je fus appelé pour donner des soins à madame Luys, grande rue des Batignolles, 46.

Cette dame, âgée de trente-six ans, d'une cons-

titution délicate et très impressionnable, paraît
être douée d'un tempérament sanguin. Elle accuse
de violentes douleurs dans tout l'appareil génital.
Après l'avoir examinée avec soin, à l'aide du toucher et des spéculums, nous pûmes constater un
désordre très grand du col de l'utérus, en partie
détruit par une ulcération de cet organe. Cette
malade avait été déjà, sans aucune amélioration,
soumise à plusieurs traitements; je lui conseillai
celui-ci, savoir : boissons morphinées, alternées
avec une infusion de fruits de tampoijang ; irrigations souvent répétées, avec une décoction de
Solanum nigrum, additionnées chacune d'une à deux
cuillerées de l'eau anti-leucorrhéique, formule
n° 3. La plaie fut quelquefois touchée avec de l'a-
cide chromique pur. C'est de l'usage bien entendu
de cette médication, qu'a dépendu la cure complète de cette malade. Madame Luys est maintenant dans un état de santé qui lui permet de prendre de l'exercice.

Moyens de prévenir les affections des organes génitaux.

Dans l'état de santé nous conseillons, comme
moyens hygiéniques, une injection tous les matins
avec de l'eau froide ou tiède dans laquelle on ajoute

une cuillerée à bouche d'eau anti-leucorrhéique selon la formule numéro 1, indiquée dans l'ouvrage.

Dans les simples écoulements, et lorsqu'il n'y a aucune douleurs, deux ou trois injections par jour sont suffisantes pour ranimer l'action des organes.

Dans la leucorrhée avec sentiment de douleurs, de cuissons, prurit occasionné par la matière de l'écoulement, il convient de faire les mêmes injections. Pour boisson, une infusion à froid de quatre ou cinq fruits du sapiudus rubiginosus dans une bouteille d'eau, pour la journée; la sucrer si c'est le goût de la malade. Prendre tous les matins, à jeun, deux pilules contenant chacune cinq centigrammes de proto-iodure de fer, qui pourront être remplacées par deux cuillerées de sirop contenant la même quantité de proto-iodure ferrique. En suivant ce traitement, on est toujours certain que la maladie sera éteinte, et que la femme ne devra jamais s'inquiéter des affections dont elle entend si souvent parler.

Après l'accouchement, quelques jours après la fièvre de lait, l'accouchée observera la plus exacte continence, et évitera toutes idées voluptueuses. Elle fera quelques injections chaudes, émollientes, additionnées d'une cuillerée moyenne d'une eau anti-leucorrhéique, formule numéro 1; les continuer pendant six semaines. Lorsqu'il n'y aura plus de suintement par la vulve, une seule injection le matin est conseillée. Le matin et le soir, on prendra une cuillerée à bouche de l'élixir tonique. (Voyez la formule à la table.)

CONCLUSION.

Ici se bornent les avis essentiels que j'avais à donner sur les affections chroniques dont j'ai parlé. Si je n'ai pas développé les vices de conformation et de situation des organes génitaux de la femme, et les maladies relatives à la reproduction, c'est, d'une part, parce qu'elles n'entraient pas dans le plan de cet ouvrage ; et, de l'autre, parce que je me propose d'en parler dans un ouvrage particulier que je dois publier prochainement. Si, d'après ce que j'ai dit dans celui-ci, on voit que les maladies particulières aux femmes, sont, pour la plupart, très graves ; on voit aussi qu'il est possible de les prévenir et de les combattre, en leur opposant, de bonne heure, les agents thérapeutiques et prophylactiques dont l'expérience me montre tous les jours les bons effets.

LINIMENT :

Huile de Naphte,	8, 0
— de Crotontiglium,	2, 0
Alcool de Myrrhe,	15, 0

Mêlez, pour frictions à la partie inférieure des cuisses, dans le cas de prurigo de la vulve.

ELIXIR TONIQUE :

Vin de Tinta-Rota,	1000, 0,0
Décoction concentrée de fruits	

du Sapindus Rubiginosus,   250, 0,0
   Extrait d'écorces du Pérou,   8, 0,0
   Elixir de Garus,   125, 0,0
   Sirop de Sulfate thébaïque,   60, 0,0
Mêlez et filtrez à l'amiante.

L'usage de cet élixir ne demande pas moins de prudence et de lumières, pour être administré, que les autres médicaments ; car, au lieu d'apporter un calme subtil, il serait au contraire nuisible, si l'on adoptait son emploi indifféremment à toutes les périodes d'une maladie. Il est toujours utile de consulter son médecin, afin de ne pas commettre d'erreurs.

1° Dans la leucorrhée avec simple écoulement, et dans l'écoulement purulent sanguin, après avoir employé les moyens antiphlogistiques pour combattre l'inflammation, j'emploie, comme traitement externe, les irrigations dont suit la formule :

Hypochlorite de chaux liquide, à 200 degrés chloromét.   675, 0
   Bi-chromate de potasse,   2, 0
   Acide chromique pur,   1, 0
   Chlorydrate thébaïque,   0, 20
            Mêlez :

Une cuillerée à bouche dans un verre d'eau, pour chaque injection ; je fais répéter ces injections six fois par jour.

2° Dans la leucorrhée chronique, dans les simples ulcérations du col de l'utérus ; traitement interne approprié à la gravité du mal, et au tempérament des malades, et irrigations comme les précédentes, avec addition, dans chaque bouteille d'eau anti-leucorrhéique ci-dessus, d'un gramme de *bi-chromate de soude*.

3° Dans les ulcérations profondes, j'emploie les mêmes irrigations, avec addition à la formule précédente, de quatre grammes de bi-chromate de soude, et de cinq décigrammes d'acide chromique, et, tous les huit jours, je touche les plaies avec un pinceau d'amiante imprégné d'acide chromique.

CONSEILS.

Ajouter quelques conseils pour l'entretien d'une santé prospère, ou plutôt résumer ceux dont j'ai semé le cours de cet ouvrage, c'est finir par où j'ai commencé. Le même sentiment de philanthropie, le même zèle pour le bien-être de la société, le même désir d'obvier à de grands maux, m'auront dicté la préface et la conclusion de mon œuvre. De salutaires conseils, et surtout ceux que je donne ici, ne sauraient être trop répétés.

Je rappelle d'abord que la tranquillité de l'esprit et la gaîté sont les sources de la santé. Les passions violentes de l'âme et l'inquiétude de l'es-

prit abrègent plus la vie de la plupart des femmes
que les maladies elles-mêmes. Vivre dans un air
pur et tempéré, dans des habitations spacieuses,
offrant libre passage à l'air et au grand jour, dont
les rez-de-chaussée soient plus élevés que le sol,
et dont les entresols, alcôves et cabinets soient
grands, aérés et jamais obscurs ; ce sont là des
conditions essentielles d'une santé ferme et d'une
longue existence. Rien ne nuit plus à la santé que
l'humidité et les variations subites du chaud et du
froid. Rien, au contraire, ne lui est plus favorable
que de choisir, en fait d'aliments et de boissons,
ceux qui s'accommodent le plus au tempérament.
Il faut éviter le trop fréquent usage des remèdes
qui amènent des changements funestes dans l'économie, en troublant les digestions.

Une expérience raisonnée sur ces divers conseils, fournira des inductions utiles et sûres, d'a-
près lesquelles chaque femme sensée, se faisant
son propre médecin, doit se diriger dans l'emploi
des moyens que nous avons proposés pour la con-
servation de la santé. J'ai déjà dit plusieurs fois,
que l'altération, la putréfaction, la décomposition
de l'air atmosphérique par une foule de causes,
surtout dans nos grandes villes, où les habitations
étroites et entassées contiennent néanmoins plusieurs familles nombreuses, étaient autant de causes essentielles de maladies. Il n'est pas besoin
d'être médecin, pour concevoir que les villes for-

tement peuplées, telles que Paris et la plupart des autres capitales, subissent l'influence d'un air vicié par le mélange de vapeurs de toute nature, résultant d'émanations putrides, qui affectent particulièrement l'odorat, dans les rues étroites, halles et marchés publics. Il est naturel que ces exhalaisons, plus ou moins viciées et agissant sur les principes du sang, influent sur lui d'une manière défavorable. Bien plus, les spectacles, cette source de plaisirs, si chers à l'homme civilisé, agissent plus ou moins malignement sur la santé ; l'état de contention, d'attraction, d'enthousiasme, de ravissement et d'extase, dans lequel nous jettent les scènes tragiques ou lyriques de nos grands maîtres, influe sur l'organisation morale, et, par contre-coup, sur la complexion physique de la femme, plus encore que sur celle de l'homme. Que de précautions et de soins pour obvier à tous les maux auxquels ce sexe, si délicat et si débile, se trouve tous les jours exposé ! Puissent ceux que j'indique, produire un heureux résultat ! ce résultat, je le répète en terminant, serait le plus grand prix et la plus grande gloire des travaux que je me suis imposés.

FIN.

TABLE DES MATIÈRES.

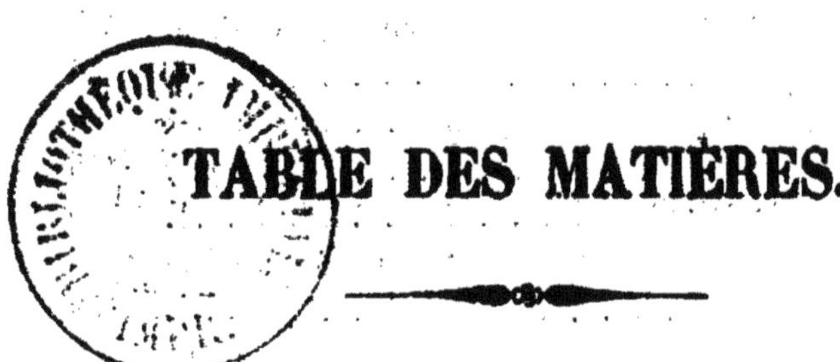

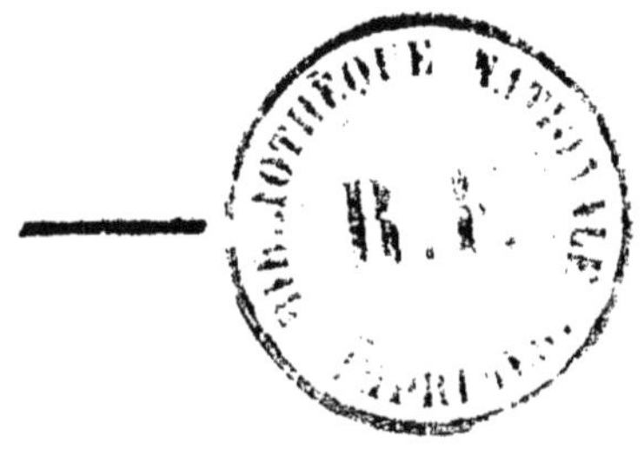